Sophie Bagusat · Nicht perfekt ist auch gut

SOPHIE BAGUSAT

# NICHT PERFEKT IST AUCH GUT

*Wie ich der Dunkelheit entkam*

LANGENMÜLLER

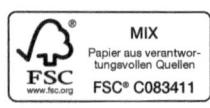

© 2021 Langen Müller Verlag GmbH, München
Alle Rechte vorbehalten
Umschlaggestaltung: Sibylle Schug, München
Umschlagfoto: © Alexander Bergman
Satz: VerlagsService Dietmar Schmitz GmbH, Heimstetten
Druck und Binden: CPI books GmbH, Leck
Printed in Germany
ISBN: 978-3-7844-3601-2

www.langenmueller.de

# Inhalt

## Teil 1

**Ich glaube, ich verliere die Kontrolle!**
*Auf dem Höhepunkt der Panik*          9

**Zwangspause Klinik**
*Das eingelöste Versprechen*          25

**Die ersten Tage zu Hause**
*Böses Erwachen*          51

**Absolute Ratlosigkeit**
*Wie soll es weitergehen?*          77

**Ein lehrreiches Wochenende**
*Erste Einblicke*          93

## Teil 2

**Jetzt geht es ans Eingemachte**
*Die psychologische Arbeit*          123

**Auf nach Schweden in ein neues Leben**
*Lachen, weinen, auf und ab*          141

**Ich entdecke mich neu**
*Erste Schritte* 159

**Die Hochsensibilität**
*Das letzte noch fehlende Puzzleteil* 175

**Auf Wiedersehen, altes Leben ...**
*Meine innere Umkehr* 191

# Teil 3

**Ein Blick von außen**
*Meinungen Angehöriger* 203

**Meine Mami**
*Stephanie von Pfuel* 207

**Meine Schwester**
*Gigga* 215

**Mein Freund**
*Alexander* 224

**Wenn diese Menschen nicht gewesen wären ...**
*Danksagung* 233

# Teil 1

*Über alles hat der Mensch Gewalt,
nur nicht über sein Herz.*

**Friedrich Hebbel**

# Ich glaube, ich verliere die Kontrolle!
## Auf dem Höhepunkt der Panik

Freitagabend. Feierabend. Ich war endlich am Flughafen angelangt. Gleich würde mein Flug nach Schweden zu meinem Freund Alexander gehen. Im Restaurant am Gate holte ich mir noch schnell einen Weißwein. Ich hatte schon immer leichte Flugangst und wollte einfach entspannt sein im Flieger. Ich lehnte mich zurück, trank langsam meinen Wein, atmete tief aus. Ich fühlte mich leicht beim Einsteigen und freute mich auf meinen Freund. Während wir abhoben, klappte ich meine Zeitschrift auf. Plötzlich schnürte mir etwas von innen die Kehle zu. Ich bekam keine Luft, meine Brust wurde immer enger und ich hatte starke Schmerzen im linken Arm. Ich dachte: Was bitte ist das? Und dann fiel mir dieser Moment ein, vor ein paar Monaten im Auto, als ich mein Herz irgendwie anders wahrgenommen hatte. Damals hatte ich, ohne weiter zu überlegen, meine Mutter angerufen und ihr meine Koordinaten durchgegeben. Weil ich mir sicher war: Gleich passiert etwas Schlimmes!

All diese Symptome hatte ich jetzt erneut im Flieger. Ich konnte mich auf nichts mehr konzentrieren. War die Atemnot schlimmer oder der stechende Schmerz, der die Schulter herab in den Arm zog? Würde ich gleich einen Herzinfarkt bekommen? Was bitte sollte das sonst sein?

Ich verstand das alles nicht. Ich stand wie ferngesteuert auf und ging zur Stewardess nach hinten und sagte nur: »Mit mir stimmt etwas nicht. Ich glaube, wir müssen wieder landen.« Sie sah mich schweigend an, nahm das Mikrofon und fragte das bekannte »Sind Ärzte an Bord?«. Keine Minute später war ein Mann bei mir und nahm meinen Puls. Er blieb vollkommen entspannt. Keiner war wirklich beunruhigt. Das irritierte mich umso mehr. Wieso nahm das hier niemand ernst? Eine Stewardess beugte sich zu mir herunter und sagte leise, aber mit fester Stimme: »Das ist der Stress. Das sind diese Firmen, die euch kaputt machen.« Wovon um alles in der Welt redete diese Frau? Ich hatte nicht den geringsten Schimmer, was das mit meiner Situation hier zu tun haben sollte. Ich hatte eine ernsthafte Krankheit und diese Frau quatschte von irgendwelchen fertigen Managern, mit denen ich nichts am Hut hatte. Sie blieb den Rest des Fluges bei mir. Ich weiß nicht mehr wie, aber irgendwann hatte ich es überstanden. Ich hatte immer noch starke Schmerzen in der Brust, als ich ausstieg. Mein Freund fuhr mich direkt ins Krankenhaus. Dort checkten sie mich von oben bis unten durch. Nichts. Okay, dachte ich, ein schwedisches Krankenhaus. Es war einfach noch nicht alles richtig kontrolliert worden. Ich würde das in Deutschland noch einmal überprüfen lassen. So schlecht, wie ich mich fühlte, konnte irgendetwas nicht stimmen.

Am nächsten Morgen wachte ich auf und dachte, die Decke würde auf mich zukommen. Ich lag wie gelähmt im Bett, unfähig mich zu bewegen und kaum in der Lage zu atmen. Als ich etwas Kraft gesammelt hatte, robbte ich aus dem Bett zu meinem Handy und rief meine Mutter an. Ich gab ihr Bescheid, dass ich direkt wieder nach Hause kommen würde und zu verschiedenen Ärzten müsse.

»Sophie, deine Stimme ...«, sagte sie erschrocken. »Ich kenne das.«

»Nein, nein, Mami, mach dir keine Sorgen. Das ist nur, weil ich ein bisschen ...«

»Nein«, sagte meine Mutter. »Das klingt wie eine Depression.«

So war meine Mutter schon immer gewesen. Ohne Umschweife. Immer wenn es ernst wurde, benannte sie die Dinge sehr eindeutig. Depression. Aber das war unmöglich. Ich wusste sehr gut, was eine Depression ist. Das war eine ernst zu nehmende Krankheit. Wir hatten in der Familie oft davon gesprochen. Eine alte Freundin meiner Mutter war depressiv gewesen, wovon allerdings niemand etwas geahnt hatte. Im Gegenteil: Sie war immer bestens gelaunt, als hätte sie keinerlei Sorgen. Aber irgendwann hatte sie sich das Leben genommen. Nein, so eine Krankheit hatte ich nicht. Das konnte einfach nicht sein. Warum denn auch? Außerdem waren meine Symptome rein körperlich. Ich war nicht deprimiert, ich hatte Schmerzen. Auch wenn bisher keine eindeutige Diagnose gestellt werden konnte, eine Depression war es nicht.

»Komm erst einmal nach Hause. Dann sehen wir weiter«, sagte meine Mutter. Wir legten auf.

Ich fuhr von Stockholm zurück nach München. Mit Bus und Bahn, zwei Tage lang. Fliegen kam nicht infrage. In München ging ich sofort zum Arzt und ließ mich auf Herzinfarkt testen, mein Blut checken, alles, auch meine Lunge. Lungenembolie, das war einer meiner Gedanken im Flugzeug gewesen. Ich musste jetzt sichergehen. Es durfte nichts übersehen werden. Auf keinen Fall wollte ich solch einen Flug noch einmal erleben. Sie fanden nichts. Gar nichts! Ich konnte es nicht glauben. Ich fühlte mich so miserabel. Wie konnte ich nichts Körperliches haben? Das machte alles keinen Sinn! Ich war mir sicher, sie würden noch etwas finden. Das war nur eine Frage der Zeit. So wie auch jederzeit etwas Schlimmes passieren konnte. Damit rechnete ich jeden Moment.

Nach einer Woche ging ich trotzdem zurück zur Arbeit. Komischerweise war Arbeiten immer gegangen. Egal, wie elend ich mich gefühlt hatte, bei der Arbeit konnte ich stets abschalten und einfach »machen«. Aber an diesem Tag war alles anders. Es war das erste Mal in meinem Leben, dass ich im Job dachte: »Ich kann nicht mehr, ich kann nicht mehr richtig performen.« Nie vorher hatte ich auch nur etwas annähernd Ähnliches gedacht. Egal, wie stressig und komplex etwas war, ich hatte meine Listen gehabt und meinen Plan und immer an alles gedacht und alles geschafft. Es hatte immer alles funktioniert. Ich hatte immer funktioniert. Und jetzt saß ich in einem Meeting und bekam einen kalten Schweißausbruch. Es ging gerade um eine sehr zentrale Entscheidung und ich merkte, wie ich abdriftete und mich immer schwächer fühlte. Ich hörte entfernt die Stimme meines Chefs. Er lachte: »Komm, Sophie, erzähl doch mal.« Einige Worte kamen zusammenhanglos und langsam aus meinem Mund. Mein Kopf war leer. Plötzlich war nichts mehr da von meiner alten Energie, meiner Organisationsstärke, meinem Elan, von all dem, was diese Leute von mir gewohnt waren. Ich wollte nur weg aus diesem Raum. Weit weg. Mein Chef rettete die Situation. Ich saß stumm daneben und wartete, bis es endlich vorbei war.

Dann stand ich als Erste auf. Mir war inzwischen irre schwindelig. Ich ging geradewegs zur Toilette und betrachtete mich im Spiegel. Dort sah ich ein bleiches Gesicht mit einem hellroten Ausschlag um Mund und Nase, fettige Haare und weiße Lippen. Dieses Gesicht hatte einen tieftraurigen Ausdruck. Ich fühlte gar nichts. Was hatte mich in diese Frau verwandelt? Das Einzige, was ich dachte, war: »Oh Gott. Diese Leere.« Jetzt war es eindeutig: Mit mir stimmte etwas nicht.

~~~~~~~~

*Zu diesem Zeitpunkt wusste ich schon eine Weile, dass ich zu viel Alkohol trank. Ich wusste, dass ich mich körperlich verausgabt hatte. Ich wusste auch, dass ich tablettenabhängig war. Und dass ich zu wenig aß. Ich wusste, dass jeder halbwegs intelligente Mensch in so einer Situation handeln würde. Ich wollte mit dem Trinken aufhören und mit den Tabletten und nahm mir das jeden Morgen schon beim Aufstehen vor. Aber es ging einfach nicht. Mir fehlte die Kraft, das Durchhaltevermögen. Zu verlockend war das abendliche Glas Wein, das mich entspannte und die Tablette, die mir das Schlafen erleichterte.*

*Allmählich hatte ich den Respekt vor mir selbst verloren. Ich fühlte mich schwach. Meiner Ärztin hatte ich irgendwann erzählt, dass ich Beruhigungstabletten gegen meine Flugangst bräuchte, da ich beruflich viel fliegen müsste. Sie hatte mir geglaubt. Meine Ärztin war nicht die Einzige, die ich belog. Alkohol und Beruhigungstabletten waren lange Zeit meine Hilfsmittel, die Kontrolle über mich zu bewahren. Vor allem nachts war das nötig. Tagsüber hatte ich mich immer ganz gut ablenken können, um nicht nachdenken zu müssen. Aber nachts, allein und schlaflos im Bett, würde sich ohne meine Hilfsmittel das Gedankenkarussell drehen und die abstrusesten Einfälle und Ängste befördern. Egal, wie k.o. ich wäre. Und ich war häufig todmüde, konnte aber trotzdem nicht abschalten und nicht aufhören zu denken. Darunter waren Gedanken zum vergangenen Tag, Überlegungen, was man hätte besser machen können, Ideen für den folgenden Tag. Aber auch Zukunftsängste, wie alles weitergehen sollte. Ich hatte oft das Gefühl, schrecklich fehl am Platz zu sein. So lag ich im Dunkeln und bekam immer mehr Panik bei dem Gedanken, mein jetziges Leben so weiterleben zu müssen. Ich sah einfach keinen Sinn mehr darin. Ich versuchte mir dann klar zu machen, dass ich solche Momente einfach aushalten müsse. Das Leben war nun mal kein Wunschkonzert. Jeder müsste sich durchbeißen. So hatten es mir meine Eltern beigebracht. Bloß keine Schwäche zeigen! Immer nur positiv nach vorne schauen! Probleme sind da, um sie zu lösen! Aber wie sollte ich jetzt diese erdrückenden Gefühle lösen, von denen ich überhaupt nicht wusste, woher sie gekommen waren? Heute weiß ich: Ich hatte meinen Lebenssinn aus den Augen verloren. Ich wusste einfach nicht mehr, warum ich auf Erden war, was ich zu tun hatte und warum das Leben so lief, wie es lief.*

*Aber es waren nicht nur die zermürbenden Gedanken, die ich nachts mit Alkohol und Tabletten zum Schweigen brachte. Es waren auch die nächtlichen Schweißausbrüche, das Herzrasen und die ätzenden Juckattacken, die ich zu unterdrücken versuchte. Alles, wie ich heute weiß, typische Stresssymptome!*

*Zu dieser Zeit befand ich mich offensichtlich in einem chronischen Stresszustand. Ich hatte das Gefühl, es wäre ständig irre viel los und immer neue, nie enden wollende Probleme und Konflikte würden auf mich einprasseln. Beruflich und privat. Mein Körper war unter permanentem Stress und lief durchgehend auf Hochtouren. Nie kam er zur Ruhe und sendete immer wieder Hinweise der Überlastung. Darunter die unterschiedlichsten Symptome wie Schweißausbrüche oder Juckreiz, aber auch Magenkrämpfe oder chronische Müdigkeit. Das sind, wie ich später lernte, körpereigene Warnsignale, die mich bremsen und aufhalten, die Abwärtsspirale beenden wollten. Ich hörte aber nicht zu und raste weiter auf Highspeed direkt in den Abgrund. Ich war dauerhaft gestresst, ignorierte aber mein natürliches Warnsystem. Ich war der Meinung, dass ich einfach weiter funktionieren müsse. Egal, wie es mir ging. An dieser Stelle wäre es dringend an der Zeit gewesen, die Notbremse zu ziehen. Das war mir aber nicht bewusst, denn sonst hätte ich längst reagiert. Und zwar Jahre zuvor. Denn so lange hatte ich schon mit den unterschiedlichsten Stresssymptomen gekämpft. Dazu gehörte das plötzliche Vergessen meiner vierstelligen Bank-Pin, regelmäßige Verdauungsbeschwerden, Hautausschläge, Wutausbrüche, Heulattacken, Rückenschmerzen, ein geschwollenes Gesicht und Kopfschmerzen. Auch war ich des Öfteren auf mein Untergewicht angesprochen worden und einige meiner Ärzte hatten angefangen, ernste Sorgen zu äußern. Ich aber hatte weiterhin keinen Grund gesehen und mir stattdessen eingeredet, dass mein Zustand normal sei. Ich war ja schließlich den ganzen Tag in Bewegung und einfach ein Mensch, der immer etwas tun musste. So war ich zur Welt gekommen!*

*Heute muss ich über diese Einstellung schmunzeln. Ich verausgabte mich Tag für Tag, rannte und rannte, oft genug im Kreis. Ich war gefangen im viel benannten und mir doch angeblich so fernen Hamsterrad. Dabei hatte ich das Gefühl, ich müsste ständig etwas tun und dürfte dabei keine Pausen machen. Dieses Gefühl war mein tagtäglicher Begleiter. Sogar meine Hobbys wurden irgendwann zu einem Muss. »Ich muss heute noch reiten« und »Ich muss heute noch joggen«. Mit Spaß hatte das nichts mehr zu tun. Ich war mein größter Kritiker und setzte mich dadurch selbst noch mehr unter Druck. Aber das wusste ich damals nicht. Ich hatte das Gefühl, der Druck käme von außen. Dabei zwang mich kein Mensch zu irgendetwas. Ganz im Gegenteil. Mir standen alle Türen und Wege offen und meine Eltern waren immer mit allem einverstanden. Man kann schon fast sagen, dass ich mich selbst in den Burn-out trieb.*

Da stand ich also jetzt. Vor dem Spiegel. Und dieses fremde, blasse, tieftraurige Gesicht blickte mich an. Ich hatte das Gefühl, ersticken zu müssen und wollte einfach nur weg. Aber wohin? Ich wusste es nicht. Warum konnte mir auch kein Arzt sagen, was mit mir los war? Es musste doch eine Diagnose geben für meinen Zustand! Tatsächlich erhielt ich sie einige Tage später.

Es war Samstagmorgen. Ich war allein und hatte wieder kaum geschlafen. Ich kroch auf allen vieren aus dem Bett. Weshalb konnte ich nicht mal mehr richtig laufen? Die Ärzte mussten etwas übersehen haben! Panik überfiel mich. Mein Herz raste, mein T-Shirt war durchgeschwitzt, alles drehte sich und ich bekam wieder schwer Luft. Ich fühlte mich wie gelähmt und konnte nicht mehr klar denken. Nein, das war alles nicht normal! Ich musste sofort zurück ins Krankenhaus.

Einige Stunden später saß ich erneut vor einem Arzt in der Notaufnahme. Ich zählte ihm die verschiedenen Symptome auf und er schaute mich verdutzt an. Das EKG zeigte keine Abweichungen und auch die Bluttests kamen negativ zurück. Als jedoch die Worte »Reise«, »Mexiko« und »Magenverstimmungen« fielen – ich war kurz zuvor in Mexiko auf einer Hochzeit gewesen –, wurde mir eine Maske aufgesetzt und ich wurde mit Blaulicht in ein anderes Krankenhaus transportiert. Verdacht: Virusinfektion. Endlich! Jetzt würden sie etwas finden und ich eine Erklärung für meinen Zustand erhalten. Drei lange Tage befand ich mich in Quarantäne. Nachts rief ich regelmäßig die Krankenschwester, denn ich konnte nicht schlafen und war voller Angst. Als mir am dritten Tag ein Psychologe vorbeigeschickt wurde, war ich wie vor den Kopf gestoßen.

»Hatten Sie in letzter Zeit viel Stress?«, fragte er.

Tausend Bilder schossen mir durch den Kopf. Der Pferdepfleger unserer Familie, der sich das Leben genommen hatte. Die endlosen Diskussionen innerhalb der Familie. Meine Mutter, die sich von ihrem Lebensgefährten getrennt hatte. Mein Freund in Schweden. Mein Leben war schon immer sehr erlebnisreich gewesen, aber mit Stress hatte das doch nichts zu tun. Gestresst waren für mich nur hochrangige Manager, die auch »wirklich« etwas taten. Denn ich war der Meinung, dass ich nichts tat, obwohl ich den ganzen Tag unterwegs war und mich beschäftigt hielt.

»Ich habe vor Kurzem einen neuen Job angefangen und hatte schon ein bisschen mehr zu tun«, sagte ich. »Aber das ist für mich kein Problem.«

Das war meine einzige Antwort. Trotzdem konnte ich dem Psychologen irgendwie nicht in die Augen schauen. Ich schämte mich. Aber wofür? Konnte er es sehen? Meine Alkoholprobleme? Meine Tablettensucht? Meine Fragen?

Außer einer Candida-Infektion wurde nichts gefunden und ich wurde entlassen. Ich bekam Antidepressiva verschrieben und die Empfehlung, mich in eine psychosomatische Klinik zu begeben. Und zwar stationär. Ich war sprachlos. Was um alles in der Welt ging hier vor? Zuerst wurde ich in Quarantäne gesteckt, dann schickte man mir einen Psychologen und plötzlich sollte ich Antidepressiva nehmen?

Verwirrt fuhr ich nach Hause zu meiner Mutter und erzählte ihr von dem Erlebten. Sie schaute mich fragend an.

»Glaubst du nicht, dir würde eine Klinik guttun?«

Ich war geschockt! Meine eigene Mutter dachte wohl auch, ich sei depressiv!

»Nein, Mami, die haben einen Fehler gemacht«, sagte ich bestimmt. »Ich verspreche dir, ich leide an einer ernsthaften körperlichen Krankheit. Mit einer Depression hat das nichts zu tun!«

Erneut überfiel mich Panik. Ich wollte sofort wieder zurück ins Krankenhaus. Dort fühlte ich mich mittlerweile am sichersten. Meine Mutter weigerte sich aber mich zurückzufahren. Eine Stunde lang redete ich auf sie ein, bis wir einen »Deal« hatten: Sie würde mich noch einmal fahren. Wenn dann aber wieder nichts gefunden werden würde, sollte ich mich umgehend in eine psychosomatische Klinik begeben.

~~~~~~~~

*Mir war nicht bewusst, dass ich unter einer Angststörung und regelmäßigen Panikattacken litt. Ich konnte die Symptome einfach nicht richtig zuordnen. Das plötzliche Herzrasen, das Schwitzen, der Schwindel, die enge Brust, das Gefühl, wegrennen zu wollen und die Angst vor dem Sterben. Anfangs kannte ich nicht einmal den Auslöser der Panik und konnte daher auch nicht gegensteuern. Die Todesängste waren auf einmal da, von einer Sekunde auf die nächste. In diesen Augenblicken wusste ich nicht, was ich tun sollte, dachte aber stets, der Grund dafür sei rein* körperlich. An meine Psyche dachte ich jedenfalls überhaupt nicht, der Begriff »emotionaler Stress« war mir fremd. Gestresst war damals für mich jemand, der hektisch durch die Gegend lief und nicht jemand, der still in der Ecke saß und vor sich hin grübelte. Heute weiß ich, Stress hat viele Gesichter, Stress ist nicht immer sichtbar, Stress kommt nicht nur durch zu viel Arbeit, sondern kann viele Ursachen haben. Stress macht krank. Nicht nur körperlich, sondern auch psychisch.

Insgeheim hatte ich schon im Krankenhaus geahnt, dass der Psychologe recht gehabt hatte. Am liebsten hätte ich losgeheult und ihm die Wahrheit erzählt. Aber ich war einfach noch nicht bereit. Ich konnte es noch nicht aussprechen. Zum einen ist es mir damals sehr schwergefallen, fremden Ärzten zu vertrauen. Zum anderen hatte ich meinen Zustand nicht wahrhaben wollen. Eine Depression? Unmöglich! Psychische Krankheiten hat man nicht. Schluss. Aus.

Mit dieser Einstellung hatte ich mir mein Leben schwer gemacht. Hätte ich meinen Zustand früher akzeptiert, hätten wahrscheinlich viele ernste Symptome vermieden werden können. Doch ich hatte weiterhin gegen mich angekämpft. Und das kostete Energie. Energie, die ich mittlerweile nicht mehr hatte. Schließlich machten mir Körper und Psyche einen Strich durch die Rechnung. Und dieser »Strich« fühlte sich an, als hätte ich die Kontrolle über mich komplett verloren, über Körper und Geist gemeinsam. Ich war plötzlich auf professionelle Hilfe angewiesen und in ein tiefes Loch gefallen, in dem ich ohne sichtbaren Ausweg gefangen war. In dieser Situation wurde mir manchmal sogar meine Familie gleichgül-

*tig, weil ich mir selbst gleichgültig war. Nichts hatte mehr Bedeutung. In meinem Inneren waren nur Angst, Panik, Hoffnungslosigkeit, Gleichgültigkeit – und ganz oft nichts.*

# Meine zehn wichtigsten Einsichten:

- Jahrelang behandelte ich meinen Körper wie eine fremde Maschine. Mittlerweile höre ich ihm zu und richte mich nach ihm.
- Auch innere Leere ist spürbar.
- Ich hatte mich lange Zeit selbst unter Druck gesetzt, indem ich mir einredete, vieles tun zu »müssen«.
- Meine Probleme und inneren Konflikte lösten sich nicht durch unentwegte Beschäftigung und Arbeit. Ganz im Gegenteil, sie wurden dadurch noch verstärkt.
- Das nächtliche Gedankenkarussell war ein Hinweis darauf, dass etwas nicht stimmte.
- Ich kann meine Augen schließen, wenn ich etwas nicht sehen möchte. Ich kann mein Herz aber nicht vor dem verschließen, was ich nicht fühlen will.
- Beruhigungstabletten und Alkohol sind keine Lösung.
- Psychische Krankheiten sind genauso schlimm wie körperliche.
- Wenn Psyche und Körper außer Balance geraten, dann fühlt es sich an, als hätte man die Kontrolle über sich verloren.
- Stress hat viele Gesichter. Stress kommt nicht nur von zu viel Arbeit. Zu viel Stress macht krank.

*Das Wort Krise setzt sich im Chinesischen
aus zwei Schriftzeichen zusammen.
Das eine bedeutet Gefahr.
Das andere Gelegenheit.*

　John F. Kennedy

# Zwangspause Klinik

*Das eingelöste Versprechen*

Auch diesmal hatten die Ärzte nichts gefunden. Jetzt musste ich mein Versprechen einlösen und mich in psychosomatische Behandlung begeben. Einige Anrufe später hatte meine Mutter mir einen Platz in einer nahe gelegenen Klinik besorgt. In zwei Tagen sollte es losgehen. Mit Mühe und Not schaffte ich es, meinen Koffer zu packen. Ich hatte keine Ahnung, was ich mitnehmen sollte. Das war mir aber auch egal. Ich fühlte mich innerlich tot. Ich nahm mein Handy in die Hand und suchte im Internet nach der Klinik. Begriffe wie Psychosomatik, Depression, Burn-out, Angststörung, Stressfolgeerkrankung, Essstörung und chronischer Schmerz flogen mir entgegen. Erschrocken starrte ich auf mein Handy. Waren das wirklich meine Probleme? War diese Klinik auch wirklich richtig für mich? Mir wurde schlecht, ich legte das Handy zur Seite.

Die letzten zwei Nächte schlief meine Mutter neben mir. Inzwischen konnte ich nicht mehr allein sein. Auch nachts nicht. So groß war meine Angst, nicht mehr aufzuwachen. Meine Mutter telefonierte mittlerweile auch mit meinem Freund in Schweden. Ich hatte einfach keine Kraft mehr, mit irgendjemandem zu sprechen und auszusprechen, wie es mir ging.

Dann war der Montagmorgen da, der Tag meiner Einweisung. Meine Mutter fuhr mich in die Klinik. Während der Autofahrt wechselten wir kein einziges Wort miteinander. Ich hatte einfach keine Kraft dazu. Es gab aber auch nichts zu sagen. Nach einer Stunde waren wir angekommen. Das Erste, was mir in die Augen fiel, war ein Plakat, das hinter der Rezeption hing. Dort stand, dass mehr als achtzig Prozent der Patienten die Klinik mit einem Lachen auf den Lippen verlassen würden. Ich war mir sicher, ich würde nicht zu diesen achtzig Prozent gehören. Nie wieder würde ich aus vollem Herzen lachen können. Davon war ich überzeugt. Ich erhielt meinen Zimmerschlüssel. Die Zimmernummer schrieb ich mir sofort auf die Hand, denn Zahlenkombinationen, auch wenn es nur vier Zahlen waren, konnte ich mir schon lange nicht mehr merken.

Danach ging es weiter mit den verschiedensten Einweisungsgesprächen. Gespräche mit der Sekretärin, dem Professor, dem Chefarzt und der Abteilungsleiterin. Ich fing an, den Ernst meiner Lage zu verstehen. Zu oft hatte ich das Wort »Ja« in den unterschiedlichsten Fragebögen angekreuzt. Ob ich unter Schlafproblemen leiden würde (Ja), ob ich regelmäßig Alkohol trinken würde (Ja), ob ich Tabletten nehmen würde (Ja), ob ich oft traurig sei (Ja), ob ich mich oft müde und kraftlos fühlte (Ja), ob ich des Öfteren private Treffen absagte (Ja), ob ich häufig über meine Zukunft nachdenken würde (Ja) und ob ich schon mal an Selbstmord gedacht hätte (Nein, aber wenn dieses Gefühl der Leere nicht wegginge, dann vielleicht). Das letzte Gespräch endete mit der

Aussage: »Frau Bagusat, Sie sind wahrhaftig eine Wundertüte.« Ich hatte gerade alle meine Symptome aufgezählt und dachte dann selbst: Wie um Himmels willen hatte ich es so weit kommen lassen können? Weshalb hatte ich diese vielen Zeichen nicht früher wahrgenommen?

Ich verabschiedete mich von meiner Mutter und ging auf mein Zimmer. Ich packte meinen Koffer aus, setzte mich auf mein Bett und starrte die Wand an. Einige Stunden später holte ich meinen Wochenplan ab. Morgensport, Gruppentherapie Burn-out, Klangschale, Schwimmen, Einzeltherapie, ärztliche Kontrolle, Malen, Qigong, Atemtherapie und Achtsamkeit standen auf dem Programm. Ich hatte anderes erwartet und war positiv überrascht. Plötzlich fiel mein Blick auf das Entlassungsdatum oben rechts in der Ecke. Ganze vier Wochen sollte ich hierbleiben? Ich lief zur Rezeption und vergewisserte mich, dass das Datum auch stimmte.

»Ja, Frau Bagusat. Sie sind jetzt erst einmal für vier Wochen eingebucht, mit der Option auf Verlängerung. Die meisten unserer Patienten bleiben bis zu sechs Wochen. Einzelne auch einige Monate.«

Damit hatte ich nicht gerechnet. Bis dahin war ich felsenfest davon überzeugt, dass ich nach zwei Wochen Klinikaufenthalt wieder nach Hause und mit meinem Leben weitermachen könnte.

*Aus heutiger Sicht hatte ich verdammt großes Glück, dass meine Mutter nicht lockerließ. Für mich war es sehr wichtig, solch einen Menschen an meiner Seite zu haben. Ohne meine Mutter wäre ich nie in die Klinik gegangen. Erstens, weil ich nicht wusste, was eine psychosomatische Klinik überhaupt war. Und zweitens, weil mir die Kraft für diesen Schritt fehlte. Ich konnte ja noch nicht einmal meinen Freund anrufen, wie hätte ich ein Gespräch mit einer Klinik führen sollen? Meine Mutter war nicht nur eine seelische, sondern auch praktische Hilfe. Sie rief bei Ärzten an oder druckte auch einfach mal eine Liste mit Psychologen aus. Diese nachhaltige Unterstützung war sehr wichtig.*

Auch war mir nicht bewusst, wie lange mein Genesungsprozess insgesamt dauern würde. Ich war der Annahme, dass ich nach kurzer Unterbrechung mein bisheriges Leben weiterführen könnte, ohne etwas verändern zu müssen. Es war genau zwei Jahre später, als ich das erste Mal das Gefühl hatte, endlich wieder mit beiden Beinen im Leben zu stehen. Ganze zwei Jahre später! Dazwischen lag eine Zeit mit Höhen und Tiefen, mit verschiedenen Prozessen und Erkenntnissen. Heute kann ich sagen: Jede Sekunde dieser Zeit war es wert! Denn hätte ich mit meinem bisherigen Leben weitergemacht, als ob nichts passiert wäre, wäre ich immer und immer wieder in einen Burn-out gerutscht. Weshalb? Weil ich mir ungesunde Umstände geschaffen hatte, die für mich belastend waren – vom Arbeitsplatz bis zur Wohnungssituation. Diese Umstände verstärkten den Stress und waren Teil dessen, was mich in den Burn-out trieb. Ich musste also dringend etwas verän-

*dern, um nicht wieder in diesen Zustand zu geraten. Viele meiner Mitpatienten haben damals aufgrund fehlender Einsicht oder äußerer Umstände (Arbeit, Familie etc.) keine Veränderung in ihren Lebensumständen vornehmen können und sahen die Klinik als Dauerlösung an. Das ist sie aber nicht. Sie bietet eine Verschnaufpause, verhilft zu Einsichten, zaubert aber nicht die Probleme weg. Immer und immer wieder mussten sie sich in die Klinik begeben, weil sie erneut unter den verschiedensten Symptomen litten. Mir machte das anfangs große Angst. Würde ich mich auch in einen ewig wiederkehrenden Stammgast verwandeln? Würden die Krankheitssymptome nie wieder verschwinden und zu einem Teil meines Lebens werden? Viele dieser Symptome waren ja schon sehr lange vorhanden. Seit Jahren hatte ich nicht richtig schlafen können und immer wieder Phasen, in denen ich stark über den Sinn des Lebens nachgedacht hatte und dabei fast verrückt geworden war. Viele Symptome waren also nicht neu. Aber ich hatte damals genug Energiereserven und konnte die Symptome ziemlich gut aushalten. Spätestens in der Klinik traf das nicht mehr zu. Mein Körper war geschwächt und meine Psyche spielte verrückt. Es ging einfach nichts mehr. So sehr ich es wollte, es war nicht mehr möglich, eine Mail zu schreiben, die Zähne zu putzen oder die Familie anzurufen. Schon allein diese Aktivitäten überforderten mich. Für Außenstehende unbegreiflich – für mich damals aber auch. So kannte ich mich nicht! Und deshalb war es auch so unglaublich schwer, diesen ernsten Zustand zu akzeptieren. Ich fühlte mich ausgeliefert, denn ich hatte offenbar die Kontrolle über mich verloren. Mein von außen betrachtet perfektes Leben löste sich gerade in ein Nichts auf und ich war auf Hilfe angewiesen. Ich schämte mich sehr dafür.*

*Ich hatte in den Augen anderer unbedingt als erfolgreich gelten wollen, alles im Griff und den perfekten Plan für alles Weitere haben wollen. Selbstständigkeit und ein bequemer Lifestyle waren meine Ziele. An alle diese Pläne war jetzt nicht mehr zu denken.*

~~~~~~~

Das erste Abendessen stand mir bevor. Mir schossen ständig neue Fragen durch den Kopf. Mit wem würde ich am Tisch sitzen? Wer waren die anderen überhaupt? Über was würden wir sprechen? Eigentlich war mir überhaupt nicht nach Reden zumute. Ich hatte Angst vor der Stille am Tisch, gleichzeitig aber auch vor den vielen Fragen, die kommen könnten. Mit einem kurzen »Hallo, ich bin Sophie« stellte ich mich meinen drei Tischnachbarn vor und setzte mich auf den freien Platz am Fenster. Nach einem kurzen Wortwechsel gingen die Gespräche weiter. Meine Tischnachbarn redeten gerade über den vergangenen Tag. Erleichtert atmete ich auf. Ich musste wohl keinen hier am Tisch unterhalten. Still und leise aß ich zu Abend und verabschiedete mich. Ich war todmüde und sehnte mich nach meinem Bett. Üblicherweise hätte ich mir jetzt noch ein Glas Wein eingeschenkt oder eine Beruhigungstablette geschluckt, damit das mit dem Schlafen auch wirklich klappt, allerdings ging das in der Klinik nicht mehr. Alkohol war strengstens verboten und ich hatte gerade alle meine Tabletten in eine Plastiktüte gepackt und an der Rezeption abgegeben. Schlaftabletten, Beruhigungstabletten, Verdauungstabletten und Magensäureblocker. Zwar hatte ich mit dem Gedanken gespielt, mir einige Tabletten für den absoluten Notfall aufzuheben, hatte mich aber in letzter Sekunde dagegen entschieden. Denn ich hatte ja für den Fall der Fälle ein Telefon neben meinem Bett stehen, ein Telefon mit einem Notrufknopf. Sollte die Angst zu groß werden, würde ich jederzeit um Hilfe rufen können. Mit diesem Sicherheitsgefühl schlief ich ein. Nach dem ersten »nüchternen« Tag seit drei Jahren.

Ich erwachte vom Läuten meines Weckers. Es war stockdunkel und in den ersten Augenblicken hatte ich keine Ahnung, wo ich mich befand. Orientierungslos suchte ich nach meinem Handy, stellte meinen Wecker aus und schaltete das Licht ein. Tausend Eindrücke kehrten zurück. Die letzten Wochen, der gestrige Tag, die Klinik, mein Zimmer. Am liebsten hätte ich das Licht wieder ausgeschaltet und mich zurück in den Tiefschlaf versetzt, denn dort war alles friedlich und leise. Das war aber nicht möglich. Frühsport stand auf dem Programm und es war Anwesenheitspflicht. Also zwang ich mich aus dem Bett, zog mir meine Sportkleidung an und trottete verschlafen zu meiner ersten Therapiestunde. Etliche müde Augen blickten mir entgegen, als ich am Sammelplatz angekommen war. Nach einem leisen »Guten Morgen« ging es dann auch schon los. Langsames Jogging, Hampelmann, Kniebeugen, Armschwingungen. Und das alles bei minus zehn Grad. Es war der kälteste Tag des Jahres.

Einerseits war ich froh, als ich nach dreißig Minuten Frühsport unter der warmen Dusche stand, andererseits war ich frustriert. Obwohl ich mit meinen achtundzwanzig Jahren eine der jüngsten Patientinnen in der Klinik war, hatte ich das Gefühl, nicht mithalten zu können. Ich konnte keine Übung bis zum Ende ausführen. Jedes Mal musste ich eine Verschnaufpause einlegen. Meinen Mitpatienten schienen die Übungen nichts auszumachen, obwohl sie erheblich älter waren als ich. Ich hingegen pfiff aus dem letzten Loch und mein Körper fühlte sich an wie Blei. Als mir einige Stunden später die Geräte im Fitnessraum erklärt wurden und ich zu den ersten Übungen ansetzte, wollte mein Körper mir nicht mehr gehorchen. Ich stand auf dem Schlauch. Eigentlich war ich doch ein sehr sportlicher Mensch mit einer guten Grundkondition. Wie sonst hatte ich jeden Morgen ein Pferd reiten und abends für eine Stunde aufs Laufband gehen können? Hatte ich innerhalb weniger Tage meine komplette Kondition verloren? Das war schlichtweg unmöglich! Panik überfiel mich. Vielleicht hatte man doch eine körperliche Erkrankung übersehen? Vielleicht hatten die Ärzte doch einen Fehler gemacht. War ich zu Unrecht in dieser psychosomatischen Klinik?

Meine erste Stunde Atemtherapie verlief auch nicht besser. Mit Mühe und Not schaffte ich es, zwei Sekunden einzuatmen und drei Sekunden auszuatmen. Was war bloß los mit mir? Vielleicht litt ich doch unter einer Lungenembolie. Keinem anderen in dieser Gruppe schien die Übung schwerzufallen und ich hatte das Gefühl, schlichtweg zu ersticken. Meine Angst verschlimmerte sich noch, als mich eine ältere

Frau auf Blutarmut ansprach. Ich sei ungewöhnlich blass, meinte sie. Vielleicht war das die Diagnose meiner Leiden und der Grund meiner körperlichen Erschöpfung? Der stellvertretende Chefarzt hatte mich ja auch auf mein Untergewicht und etwaige Essprobleme angesprochen. Ja, sicherlich hatte ich in letzter Zeit etwas abgenommen, aber mit einer Essstörung hatte das nichts zu tun! Ich hatte dem Chefarzt erklärt, dass ich schon immer ein zierlicher Mensch und den ganzen Tag in Bewegung gewesen sei. Nein, ein solches Problem hatte ich nicht. Langsam wurde ich sauer.

Einige Minuten später saß ich in meinem Zimmer auf dem Bett und ergoogelte mir die typischen Symptome einer Anämie. Leistungsminderung, Konzentrationsschwäche und Blässe. Das passte wie die Faust aufs Auge! Genau deswegen war mein Körper so geschwächt! Ich warf mein Handy aufs Bett und lief zu der Ärztin, um ihr von meinen Erkenntnissen zu erzählen.
»Frau Bagusat, es ist alles in Ordnung mit Ihnen.« Mit diesen Worten verabschiedete sie mich. Unglaublich! Sogar in dieser Klinik wurde ich nicht ernst genommen.

Ähnlich fühlte ich mich beim Gespräch mit der mir zugewiesenen Psychologin. Sie hatte wohl vom letzten »Vorfall« erfahren, denn sie war der Meinung, ich sollte mit dem Googeln aufhören und wollte mich dazu motivieren, mein Handy weniger zu benutzen. Ich hatte ihr kurz zuvor erzählt, dass ich regelmäßig meine beruflichen E-Mails lesen würde. Schließlich musste ich als Teamleiterin immer up to date sein, auch in so einer Klinik. »Eine Auszeit gibt es leider nun mal nicht, wobei ich das auch gar nicht so schlimm finde. Noch dazu lese ich meine E-Mails eigentlich ganz gerne. Mich stresst dagegen mehr, dass mir hier keiner sagt, was mit mir los ist!«

Meine Psychologin schaute mich schweigend an. Wusste sie mehr? War ich verrückt geworden? Ich fühlte mich wie in einem Hollywood-Film, in dem die verrückt gewordene Frau in die Klapse eingesperrt und mit Medikamenten ruhiggestellt wird. Bis zu meiner ersten Burn-out-Klasse kam mir täglich dieser Gedanke.

---

*Zu diesem Zeitpunkt war mir immer noch nicht ganz klar, weshalb ich in dieser psychosomatischen Klinik war. Meine Mutter hatte mich in die Klinik gedrängt, da ich selbst nie in »so eine Klinik« gegangen wäre. Ich war immer noch der Annahme, dass ich fehl am Platz sei und davon überzeugt, dass meine Beschwerden rein körperlicher Art seien. An meine Psyche dachte ich damals überhaupt nicht, obwohl ich unter regelmäßigen Panikattacken und Angstzuständen litt. Meine Mutter hatte mich nicht wirklich überzeugen können. Die etlichen konsultierten Ärzte auch nicht. Auch meiner Psychologin schenkte ich anfangs kein Vertrauen.*

*Allerdings war ich schon seit Monaten auf mein Untergewicht angesprochen worden. Und seit langer Zeit wurde mir von verschiedenen Seiten gesagt, dass ich etwas in meinem Leben ändern müsse. Mein Vater hatte ohne Erfolg versucht, mich in den Urlaub zu schicken. Eine meiner Schwestern hatte mir geraten, meinen Job zu kündigen und mir eine Auszeit zu nehmen. Ich sah es einfach nicht, das Brennen um mich herum. Und plötzlich brannte ich selbst. Für meine Angehörigen war das sicher nicht einfach. Sie hatten schon seit einiger Zeit versucht, mich zu warnen. Sie meinten es ja nur gut mit mir, aber ich musste selbst zu der Erkenntnis gelangen, dass etwas nicht mit mir stimmte. Und zu dieser Erkenntnis war ich noch nicht gelangt. Immer noch war ich der Meinung, alles besser zu wissen, alles unter Kontrolle zu haben und alles schaffen zu können. Mit mir war nichts verkehrt und ich brauchte auch keine »sinnlosen« Ratschläge. Ratschläge nahm ich nämlich als Kritik auf. Und mit Kritik konnte ich gar nicht gut umgehen. Ich nehme an, dass meine Mutter heilfroh war, als sie mich in die Klinik fahren durfte. Sie wusste sicher nicht mehr, was sie tun sollte, um mir zu helfen. Das wusste ich damals aber auch nicht. Nur ich selbst konnte mir helfen. Das war eine von vielen Erkenntnissen, die mir zu Lebensweisheiten wurden. Eine Selbsterkenntnis, die mir in der Klinik noch fehlte. Hier wollte ich einfach nur eine Diagnose haben. Einen Grund, den ich meiner Familie nennen konnte. Meinem Arbeitgeber. Mir selbst. Ich wusste ja mittlerweile, dass etwas nicht mit mir stimmte.*

*Meine körperliche Schwäche hing unter anderem damit zusammen, dass ich keine Energiereserven mehr hatte. Ich hatte seit geraumer Zeit nicht mehr richtig gegessen, dafür regelmäßig Alkohol getrunken, verschiedene Medikamente geschluckt und nicht mehr richtig geschlafen.*

*Gleichzeitig hatte ich mich mehr und mehr verausgabt, joggte länger, arbeitete härter, gönnte mir keine Pausen mehr. Ich war mittlerweile wie ein Auto, das immer schneller fahren wollte, aber kein Benzin mehr hatte. Kein Wunder, dass plötzlich gar nichts mehr ging. In der Klinik mussten mich die Therapeuten ermuntern, überhaupt aufzustehen, ich wäre am liebsten im Bett geblieben. Sie drängten mich zum Essen, auch wenn ich überhaupt keinen Hunger hatte. Sie motivierten mich in allen Belangen, auch wenn ich am liebsten aufgegeben hätte. Für mich war die Klinik zu diesem Zeitpunkt genau richtig. Das wurde mir nach einigen Wochen Aufenthalt bewusst.*

*Die Klinik verhalf mir nicht nur dazu, mein Benzin wieder aufzutanken, sondern auch wieder richtig atmen zu können. Nicht umsonst gibt es bestimmte Redewendungen, die sich unserem Atem zuwenden. »Mir stockt der Atem«, »Ich glaube, ich hyperventiliere« oder »Das hat mir den Atem verschlagen« sind einige davon. Bis zu meiner ersten Atemtherapie hatte ich noch nie auf meinen Atem geachtet. Plötzlich wurde mir bewusst, dass ich schon seit langem schlecht Luft bekommen hatte. Meine Atmung war kurz und flach, mein Brustkorb wie zugeschnürt. Es dauerte eine Weile, bis ich zu meinem ursprünglichen Atem zurückfinden konnte.*

Der Tag meiner ersten Gruppentherapie war gekommen. Einerseits war ich gespannt, was mich in den kommenden zwei Stunden erwarten würde, andererseits war mir aber auch ziemlich mulmig zumute. Ich hatte noch nie an einer Gruppentherapie teilgenommen, geschweige denn mit einem Fremden über meine Gefühle gesprochen. Mir schossen viele Fragen durch den Kopf: »Muss ich wirklich alles erzählen? Werde ich vor den anderen Patienten zur Rede gestellt? Muss ich etwas sagen? Oder darf ich auch einfach nur zuhören? Ich weiß ja selbst nicht, was mit mir los ist, was soll ich überhaupt erzählen?«

Aufgeregt betrat ich den Raum. Ich war überpünktlich und somit die Erste. Das war aber auch von mir gewollt, denn nur so konnte ich mir in Ruhe einen Platz aussuchen und die vielleicht neugierigen Blicke anderer Teilnehmer vermeiden. Ich erspähte einen Stuhl in der Nähe des Fensters und setzte mich. Ich hatte schon immer gerne in der Nähe eines Fensters gesessen. Ich fühlte mich etwas schwindelig, meine Hände schwitzten. Ich war nervös. »Das wird schon alles«, redete ich mir selbst zu. Binnen einiger Minuten füllte sich der Raum. Der Gruppenleiter schloss die Tür und stellte sich uns vor. Dann waren wir an der Reihe. Einer nach dem anderen. Ich hörte kaum, was die anderen Teilnehmer sagten, so aufgeregt war ich. Was sollte ich bloß sagen? Schon war ich an der Reihe. Mein Herz pochte.

»Hallo, mein Name ist Sophie. Ich bin seit zwei Wochen hier in der Klinik, dies ist meine erste Gruppentherapie und mir geht es heute eigentlich ganz gut.«

Puh, geschafft! Auch wenn es mir in Wirklichkeit gar nicht so gut ging. Nach der kurzen Vorstellungsrunde ging es dann auch schon los. Das Thema waren die zwölf Phasen eines Burn-outs. In Windeseile las ich mir diese zwölf Phasen durch, denn schließlich wollte ich auch wissen, weshalb ich in die Burn-out-Gruppe eingeteilt worden war.

Offenbar sah ich danach ziemlich verschreckt aus, denn der Gruppenleiter vergewisserte sich bei mir, ob alles in Ordnung sei. Ich schnappte nach Luft, denn die Punkte hatten es in sich.

Besprochen wurden:
1) Der Zwang, sich zu beweisen.
2) Ein verstärkter Einsatz in vielen Lebenslagen.
3) Die Vernachlässigung der eigenen Bedürfnisse.
4) Die Verdrängung von Konflikten und Bedürfnissen.
5) Die Umdeutung von Werten.
6) Die Verleugnung von Problemen.
7) Der soziale und emotionale Rückzug.
8) Eine darauf beruhende Verhaltensänderung.
9) Depersonalisation.
10) Innere Leere.
11) Depression.
12) Die völlige Erschöpfung.

Zustände, mit denen ich mich eins zu eins identifizieren konnte und Schilderungen, die mir aus der Seele sprachen.

Eine Phase, da war ich mir sicher, traf allerdings nicht auf mich zu. Das war die elfte Phase, die Depression. Nein, depressiv hatte ich mich noch nie gefühlt und auch in unserer Familie war mir so ein Fall nicht bekannt. Die letzte Phase hingegen, Phase zwölf, hatte ich mit Sicherheit erreicht, die völlige Erschöpfung.

Nach einer kurzen Pause folgte die Gruppendiskussion. Unsere Aufgabenstellung war es, typische Stresssymptome aufzuschreiben und sie anschließend gemeinsam zu diskutieren. Sodbrennen, das abendliche Glas Wein, Verdauungsbeschwerden, Kopfweh, Heulattacken und ein Kribbeln in den Händen und Füßen standen auf meiner Liste. Als ich an der Reihe war, waren die meisten meiner Symptome schon erwähnt worden. Nur das abendliche Glas Wein, das hatte keiner in der Gruppe genannt. Ich nahm all meinen Mut zusammen und sagte: »Das abendliche Glas Wein, um runterzukommen.« Verdutzt schauten mich alle an. Keiner sagte etwas oder erwiderte meine Antwort. Hatte ich etwas Falsches gesagt? War ich die Einzige, die Alkohol trank, um entspannen zu können? Ich war froh, dass ich nichts von meinen Tabletten erzählt hatte … Ich schämte mich und schwieg für den Rest der Stunde. Gerade, als ich aufstehen wollte, um zu meiner nächsten Therapiestunde zu gehen, kam eine ältere Dame auf mich zu.

»Ich möchte mich bei Ihnen bedanken. Für Ihre Offenheit. Ich war der Meinung, dass ich die Einzige sei, die regelmäßig Alkohol trinkt. Aber Sie, in Ihren jungen Jahren! Das erstaunt mich schon etwas.«

Ich erzählte der Dame von meinem Grundschullehrer, der damals in der vierten Klasse über Alkohol und Drogen gesprochen und Alkohol als die schlimmste Droge überhaupt charakterisiert hatte, da Alkohol schnell abhängig mache und einfach zu besorgen sei. Damals hatte ich von diesem Thema natürlich noch überhaupt keine Vorstellung, heute dagegen schon. Er hatte recht behalten.

*Die Gruppentherapie war für mich eine der besten Erfahrungen, die ich während meines Klinikaufenthaltes machte. Endlich hatte ich eine Diagnose in der Hand. Eine Diagnose, mit der ich mich identifizieren konnte. Eine Diagnose, die ich akzeptierte. Eine Diagnose, mit der ich leben konnte. Eine Diagnose, die eigentlich gar nicht so schlimm klang. Die Diagnose Burn-out. Dass Burn-out jedoch oft auch als Erschöpfungsdepression bezeichnet wird, war mir entgangen. Dass ich damals hochgradig depressiv war, hatte ich nicht gesehen. Auch nicht, dass mein Leben nie wieder dasselbe sein würde. Vielleicht wollte ich auch diese Konsequenzen gar nicht wahrhaben. Noch nicht. Ich verleugnete immer noch die psychosomatischen Teilaspekte meiner Krankheit. Ich war felsenfest davon überzeugt, dass nur mein Körper erschöpft war. Depressiv war ich sicherlich nicht und nach einigen Wochen Pause würde mein Körper auch wieder zu Kräften kommen. Dass ich die Klinik mittlerweile nicht mehr verlassen konnte, weil ich Angst vor dem Alleinsein hatte, verdrängte ich. Auch verdrängte ich meine wiederkehrenden Panikattacken. Meiner Psychologin erzählte ich nichts von alledem. Heute weiß ich, dass ich einfach noch nicht so weit war. Ich war immer noch gefangen in meinem Perfektionismus, den ich bei mir selbst mit Sätzen wie »Bloß keine Schwäche zeigen«, »Man hat keine Depression« und »Ich muss perfekt sein« tief verankert hatte.*

*Das Zwölf-Phasen-Modell veranschaulichte mir, wie ernst meine Lage war. Ich bekam einen Schock, als ich mich auf der letzten Stufe des Modells sah, in der roten Zone. Es war an der Zeit, etwas zu tun. Oder nichts zu tun, eine Pause* einzulegen. Endlich würde ich mir diese Auszeit auch erlauben können, ohne ein schlechtes Gewissen dabei zu haben. Endlich würde ich mein Handy zur Seite legen können, ohne mich dabei schlecht zu fühlen. So erteilte ich mir die Erlaubnis, mich voll und ganz auf die Klinik einzulassen.

Es war aber nicht nur das Zwölf-Phasen-Modell, das mir deutlich machte, weshalb ich in der Klinik war. Es waren auch die Geschichten der anderen Patienten. Erzählungen über das Gefühl, ständig etwas tun zu müssen. Geschichten über wiederkehrenden Schwindel, Schlafprobleme und unzählige Besuche in der Notaufnahme. Erlebnisse, die ich alle selbst erlebt hatte. Ich fühlte mich das erste Mal in meinem Leben verstanden. Irgendwie sprachen wir alle die gleiche Sprache. Zumindest in der Burn-out-Gruppe.

Das Zwölf-Phasen-Modell war meine Rettung. Plötzlich machte es »klick«. Ich hatte das Gefühl, einen Durchbruch erlangt zu haben, einen Schritt weitergekommen zu sein. Das heißt generell nicht, dass jeder an Depression Erkrankte diese Erkenntnis, diesen »Durchbruch« nur in einer Klinik finden muss, auch wenn die Wahrscheinlichkeit meiner Meinung nach relativ hoch ist. Ich hätte die nötige Einsicht auch an anderen Orten und Gelegenheiten erlangen können. Durch Gespräche mit Betroffenen oder Bekannten, mithilfe eines Buches oder vielleicht sogar in einem Instagram-Post. Ich jedenfalls hatte die Erkenntnis an dem besagten Tag in der besagten Gruppe. Damals wusste ich noch nicht, dass dieser »Durchbruch« nicht mein einziger bleiben sollte. Es war der Anfang einer sehr spannenden, aber auch harten Reise zu mir selbst.

Tag für Tag fiel es mir leichter, mich zu öffnen und über meinen Zustand zu sprechen. Ich nahm wieder an Tischgesprächen teil und berichtete über meine Erfahrungen. Meine E-Mails kontrollierte ich nur noch selten und mit meiner Familie sprach ich auch nur noch sehr wenig. Irgendwie fühlte es sich gar nicht so verkehrt an, sich einfach mal nur auf sich selbst zu konzentrieren. Ich verstand mittlerweile sehr gut, was mit dem Wort Selbstfürsorge gemeint war und dass das überhaupt nichts mit Egoismus zu tun hat. Es war total okay, sich eine Auszeit zu nehmen. Und es war total okay, mal nicht für andere da sein zu müssen.

Inzwischen konnte ich den Möwen stundenlang beim Spielen zuschauen, ohne an irgendwelche Probleme denken zu müssen. Mir gelang es immer öfter, im Hier und Jetzt zu sein. Das hatte ich wenige Wochen zuvor noch nicht gekonnt. Damals hatte ich noch produktiv sein müssen. Von morgens bis abends. Tagtäglich. Damals war mein Kopf noch gefüllt mit kreisenden Gedanken und etlichen Grübeleien.

Ich hatte mittlerweile einen sehr guten Rhythmus gefunden und fühlte mich entspannt. Wie sehr sich mein Tempo verlangsamte, veranschaulichte mir meine Tischnachbarin: »Anfangs bist du noch wie verrückt die Korridore entlanggejoggt. Als ob du viel zu spät für irgendein Meeting wärst. Mittlerweile gleicht dein Tempo dem einer Schnecke.« Diesen Wandel hatte natürlich auch ich bemerkt. Ich fühlte mich nicht mehr so unter Druck und verspürte auch keinen Drang mehr, dauernd aktiv sein zu müssen. Auf jeden Fall nicht hier, in der Klinik.

In der Psychotherapie lief es auch schon besser. Zwar hatte ich immer noch das Gefühl, von meinem Gegenüber bewertet zu werden, aber das störte mich nicht mehr so sehr. Generell war es mir plötzlich nicht mehr ganz so wichtig, perfekt zu sein. Vor allem nicht in der schützenden Atmosphäre der Klinik. Hier konnte ich einfach nur diejenige sein, die ich war. Als ich dem stellvertretenden Chefarzt erzählte, dass ich vielleicht doch schon als Kind immer mal wieder Essprobleme gehabt hätte, bedankte er sich für meine Ehrlichkeit. Er schien sogar Verständnis für mich zu haben. Ich hatte die Essproblematik zum ersten Mal angesprochen und es fühlte sich eigentlich ganz gut an. Ich erzählte ihm auch von meiner Angst, dass mir stets etwas Schreckliches zustoßen könnte. So etwas erwartete ich mittlerweile jede Sekunde. Der stellvertretende Chefarzt schaute mich mitfühlend an. »Frau Bagusat, das klingt ja fast schon so, als ob Sie auf eine Art Strafe warten würden. Eine Strafe für Ihr Handeln in den letzten Jahren. Sie werden aber nicht bestraft. Sie haben vielleicht nicht immer die besten Entscheidungen getroffen, aber Sie haben auch nichts falsch gemacht. Es ist alles gut, wie es ist.« Ich verstand, was er meinte, aber irgendwie konnte ich »das Gute« noch nicht richtig fühlen. Irgendwie war da noch diese innere Unruhe, die mich fest im Griff hatte.

Je mehr ich erzählte, desto mehr verstand ich, dass man mir nur helfen wollte. Trotzdem war ich etwas überrascht, als mir der stellvertretende Chefarzt empfahl, psychisch tiefer zu gehen. Und zwar zurück in meine Vergangenheit. Was bitte schön hatte meine Vergangenheit mit meinem jetzigen Zustand zu tun? Auch wenn ich eventuell an einer Essstörung litt und andere Wehwehchen hatte, weshalb mussten diese thematisiert werden? War es nicht genug, es ausgesprochen zu haben? Es war doch sowieso schon alles passiert und konnte nicht mehr rückgängig gemacht werden. Ich hatte verstanden, dass ich mir eine Auszeit nehmen musste, dass ich mehr essen und einen Gang zurückschalten sollte, aber wieso das jetzt? Nach vorne schauen und weitermachen. So hatte man es mir beigebracht. So hatte man es meinen Eltern beigebracht. So wurde das schon immer in unserer Familie gemacht. Und es schien ja auch zu klappen.

Ich rief meine Mutter an und erzählte ihr von dem Gespräch. Ich wollte ihre Meinung dazu wissen, denn ich fühlte mich verunsichert.

»Na ja, Sophie, das musst du letztendlich für dich entscheiden. Ich jedenfalls habe mich dazu entschieden, nach vorne zu blicken, auch wenn meine Kindheit sicherlich keine einfache war.« Mehr brauchte ich nicht zu wissen. Die Tiefenpsychologie war einfach nichts für mich. Da war ich mir ganz sicher.

Die vierte Woche war angebrochen und mir wurde empfohlen, noch zwei weitere Wochen in der Klinik zu bleiben. Zumindest bis Ostern. Da ich mich mittlerweile sehr wohl in der Klinik fühlte und endlich das Gefühl hatte, einen gewissen Rhythmus gefunden zu haben, stimmte ich zu. Gleichzeitig freute ich mich auch schon sehr auf meine Familie und meinen Freund Alexander. Wir hatten geplant, Ostern in den Bergen zu verbringen. Bis dahin mussten aber noch einige Vorkehrungen getroffen werden. Wo würde ich nach meiner Klinikentlassung wohnen? Mit wem würde ich psychologisch weiterarbeiten? Was war überhaupt mit meiner Arbeit?

Ich war noch einige Wochen krankgeschrieben, das Thema konnte also noch warten. Wohnen würde ich weiterhin bei meiner Mutter, denn da befand ich mich in der Nähe der Klinik und meiner Psychologin, die einwilligte, mit mir privat weiterzuarbeiten. Wir würden uns einmal pro Woche treffen. Somit war alles geregelt und ich brauchte mich um nichts mehr zu kümmern. Die nächsten vierzehn Tage vergingen wie im Fluge. Ehe ich mich versah, packte ich meine Koffer, bedankte mich bei den Fachkräften für die Unterstützung und verabschiedete mich von meinen Freunden. Ich hatte nicht nur Gleichgesinnte kennengelernt, sondern auch wahre Freunde fürs Leben gefunden. Auch wenn ich bis zu diesem Tag keine einzige Träne verdrückte, jetzt flossen sie in Strömen. Dem stellvertretenden Chefarzt schenkte ich zum Abschluss ein Gedicht, das ich während meines Klinikaufenthaltes geschrieben hatte.

*Die gewisse Ungewissheit*

*Was tu ich hier, was ist geschehn?*
*Ich möcht erwachen aus 'nem Traum!*
*Die Realität – wie zu verstehn?*
*Das Gefühl zu reiten – ohne Zaum.*
*Die Ungewissheit, die Angst vor'm Versagen.*
*Wie geht es weiter? Der Nebel dicht.*
*Fort mit dem Zweifel, her mit dem Behagen!*
*Weicht dann der Schleier, gibt frei das Licht?*

Das Gedicht sollte zum Ausdruck bringen, wie ich mich gefühlt hatte, als es mir sehr schlecht gegangen war. Ich konnte zwar mittlerweile wieder etwas mehr lachen, war aber noch weit entfernt von »glücklich«. Körperlich ging es mir zwar schon besser, aber mental war ich weiterhin antriebslos und erschöpft. Die Selbstfürsorge und das Entschleunigen taten mir gut und ich hatte mich fast ein wenig an das Gefühl gewöhnt, nichts mehr tun zu müssen. Der Druck, der auf mir lastete, war dadurch erträglicher geworden und meine Gedanken ruhiger. Mein Fokus richtete sich mehr und mehr auf mich selbst, denn mir war klar geworden, dass ich nur andere glücklich machen kann, wenn ich selbst glücklich bin.

Früher hätte ich diese Weisheit vielleicht sinnlos gefunden. Jetzt wusste ich, dass man tatsächlich nur für andere da sein kann, wenn es einem selbst gut geht. In meinem damaligen Zustand hätte ich niemandem helfen können. Ganz im Gegenteil. Ich hatte das Gefühl, zu einer großen Belastung geworden zu sein. Zu einer Belastung für meine

*Familie und für meinen Arbeitgeber. Zu einer Belastung für mich selbst. Mein schlechtes Gewissen plagte mich Tag und Nacht. Ich war sauer auf mich. Sauer, wie weit ich es mit mir und meiner Gesundheit getrieben hatte. Und das war sicher auch ein Grund dafür, warum ich auf irgendetwas wartete. Auf eine Art Bestrafung. Ich ging wohl intuitiv davon aus, dass etwas Schlimmes passieren würde, wenn ich mir nicht schnellstmöglich selbst helfen würde. Ich musste wieder glücklich werden, denn nur so würde ich auch für meine Familie und Freunde da sein können. Und das war mir äußerst wichtig.*

*Für meine damaligen Verhältnisse machte ich auch kleine Fortschritte in der psychologischen Arbeit. Zwar sah ich immer noch nicht den Sinn darin, meine Glaubenssätze zu hinterfragen oder in meine Vergangenheit einzutauchen, aber ich konnte mittlerweile über einzelne Geschehnisse sprechen. Ich war mehr ich selbst geworden und zeigte eine authentischere Seite. Meine Mauern fingen an zu bröckeln, obwohl ich heute weiß, dass ich damals immer noch sehr verschlossen war.*

*Meinen Alltag vermisste ich kaum noch, auch wenn mir bewusst war, dass er irgendwann zurückkehren würde. Das war auch der Grund, weswegen ich nach sechs Wochen Aufenthalt die Klinik verlassen wollte. Mir war klar, dass ich nicht für ewig in den beschützenden Mauern der Klinik bleiben konnte. Ich litt zwar weiterhin unter einer Angststörung und wiederkehrenden Panikattacken, wusste aber jetzt zumindest meine Psychologin an meiner Seite. Ohne sie hätte ich die Klinik wohl nicht verlassen. Sie wurde das, was der Notrufknopf neben meinem Kli-*

*nikbett war: eine Sicherheitsinstitution und »Beruhigungstablette«. Mit ihr fühlte ich mich ausreichend gestärkt, die Klinik zu verlassen und zurück in den Alltag zu kehren, auch wenn dieser alles andere als meinen Vorstellungen entsprach.*

*Die Klinik hatte mir eine Verschnaufpause geboten. Die wirkliche Arbeit stand mir noch bevor. Zu Hause. In den eigenen vier Wänden. Im gewohnten Umfeld. Denn dort waren die Umstände zu finden, die den Burn-out verursacht hatten. Und diese Umstände waren natürlich alle wieder da. Von heute auf morgen. Der Alkohol, die Tabletten, die Arbeit, die Familie, das Zuhause. Aus meiner gegenwärtigen Erfahrung heraus kann ich sagen, dass man vor diesen Begegnungen und Erinnerungen keine Angst zu haben braucht, sich aber auch nichts beschönigen darf. Es war extrem wichtig, dass ich vor Ende des Klinikaufenthalts Vorkehrungen traf, die mir im Alltag helfen und erlauben sollten, die Fortschritte zu vertiefen und stark zu bleiben. Dass nicht alles von heute auf morgen perfekt funktionieren würde, wusste ich damals noch nicht. Das Leben würde mich in den kommenden Monaten ganz schön auf die Probe stellen.*

# Meine zehn wichtigsten Einsichten:

- ≈ Ich war nicht mutig genug, nach Hilfe zu fragen, aber bereit, sie anzunehmen.
- ≈ Eine schnelle Genesung lässt sich nicht erzwingen.
- ≈ Einsichten können nicht vorgeschrieben werden, man muss selbst zu ihnen gelangen.
- ≈ Passivität führt nicht zu einem besseren Leben.
- ≈ Nichtstun und im Augenblick zu leben, ist leichter gesagt als getan.
- ≈ Nur wenn es mir gut geht, kann ich auch anderen Menschen zur Seite stehen.
- ≈ Mein Ego hatte Mitschuld daran, dass ich vieles nicht sehen und verstehen wollte.
- ≈ Die Klinik war der erste Schritt in ein glücklicheres Leben.
- ≈ Ich war nie allein mit meiner Diagnose. Ich musste mich nur trauen, darüber zu sprechen und schon fanden sich Mitmenschen mit ähnlichen Symptomen und Diagnosen.
- ≈ Je mehr mein Körper und Geist im Einklang miteinander sind, desto mehr Energie habe ich.

*Mancher wird erst mutig,
wenn er keinen anderen Ausweg mehr sieht.*

**William Cuthbert Faulkner**

# Die ersten Tage zu Hause

## Böses Erwachen

Der Tag meiner Entlassung war gekommen. Mit gepackten Koffern stand ich auf dem Parkplatz neben der Klinik und wartete auf meinen Freund Alexander. Zuerst erspähte ich meine Hündin Lussi. Sie kam bellend auf mich zugelaufen und schleckte mir zur Begrüßung mein Gesicht ab. Dann erblickte ich Alexander. Mit einem breiten Lächeln stand er vor mir. Ich stand auf und umarmte ihn. In diesem Augenblick wurde mir klar, wie sehr ich ihn vermisst hatte. Ich versuchte die Tränen zurückzuhalten, es gelang mir aber nicht und ich fing an, bitterlich zu weinen. So etwas war wir mir schon lange nicht mehr passiert. Es waren Tränen der Erleichterung, gleichzeitig aber auch des Schmerzes. In der Zwischenzeit war so viel passiert, ich wusste einfach nicht mehr, was ich denken oder fühlen sollte. Alexander drückte mich noch fester und flüsterte mir ins Ohr: »Wir schaffen das Sophie, wir schaffen das!«

Ich war überaus dankbar, dass Alexander noch an meiner Seite war. Nach alledem, was uns passiert war. Tränen, Lügen, Verzweiflung und Frustration. In seiner gutmütigen Art hatte er das jahrelang mitgemacht, ohne sich auch nur ein einziges Mal zu beschweren. Ich fühlte mich schuldig, denn eigentlich hatte sich Alexander in ein anderes Mädchen verliebt. In ein anderes Ich. Als wir uns kennengelernt hatten, war ich fröhlich, ausgeglichen und abenteuerlustig. All das war ich mittlerweile nicht mehr.

Schon seit Längerem spielte ich mit dem Gedanken, die Beziehung zu beenden. Nicht, weil ich Alexander nicht liebte, sondern WEIL ich ihn liebte. Alexander hatte es nicht verdient, so jemanden wie mich an seiner Seite zu haben. Ich beschwerte mich oft, war ungeduldig und trank zu viel Alkohol. Ich wollte kaum noch Freunde treffen und hatte mich auch Alexander gegenüber ein wenig abgegrenzt. Alexander hatte eindeutig jemand Besseren verdient. Eine Partnerin, die ihn glücklich machen konnte, denn »Nur wenn du glücklich bist, kannst du auch andere glücklich machen«. Dieser Satz kam mir immer wieder ins Gedächtnis. Nicht nur, dass ich Alexander nicht glücklich machen konnte, ich machte ihn sogar unglücklich. Da war ich mir ganz sicher. Es war an der Zeit, ihm zu sagen, wie ich mich fühlte. Mit dieser Offenbarung wollte ich allerdings noch ein paar Tage warten. Heute war sowieso schon viel passiert und ich sehnte mich nach etwas Ruhe.

Ich packte meine Koffer in das Auto und wir fuhren los in Richtung Berge. Ein letztes Mal drehte ich mich um und winkte meinen Freunden zu, die sich vor der Klinik versammelt hatten. Irgendwie fühlte es sich komisch an, nicht mehr dort zu sein und das behütete Nest verlassen zu haben. Alles außerhalb der Klinik fühlte sich plötzlich groß und fremd an. Die Berge, die Wiesen, der Himmel und die Straßen. Verträumt betrachtete ich die Umgebung, als ich jäh aus meinen Gedanken gerissen wurde. Mein Herz pochte ganz fürchterlich und ich hatte das Gefühl, keine Luft mehr zu bekommen. Ich konnte keinen klaren Gedanken mehr fassen und war von einer Sekunde auf die nächste mit Angst erfüllt.

»Wir müssen stehen bleiben, wir müssen stehen bleiben. SOFORT! Mit mir stimmt etwas nicht. Mein Herz ...«

Beunruhigt hielt Alexander das Auto an. Ich wollte sofort aussteigen, konnte mich aber keinen Zentimeter bewegen. Trotzdem wollte ich einfach nur weg. Ich hatte das Gefühl durchzudrehen.

»Ich will das nicht mehr, ich halte das nicht mehr aus!«

Alexander sagte etwas, aber ich verstand ihn nicht, denn die Angst hatte mich wieder einmal fest im Griff.

Ich fing an zu weinen, dieses Mal jedoch aus Verzweiflung. Diese blöden Panikattacken kamen ohne Vorwarnung, aus dem Nichts! Mitfühlend legte Alexander seine Hand auf mein Knie. Das war bereits die zweite Panikattacke, die er miterleben musste. Ich lehnte mich erschöpft zurück. Die Panikattacke war vorbei. Gleichzeitig graute mir schon vor der nächsten Attacke, von der ich sicher war, dass sie irgendwann kommen würde. Zweifel kamen in mir auf. Vielleicht hatte ich die Klinik doch zu früh verlassen? Vielleicht sollten wir doch umdrehen und wieder zurückfahren? Mein Zimmer war sicherlich noch frei. Nein, ich schaffe das, sagte ich mir. Wenn nicht, dann würde ich morgen zurückfahren. Außerdem war Alexander eigens für mich aus Schweden gekommen. Und meine Familie freute sich auch schon sehr auf mich.

Zwanzig Minuten später lag ich meiner Mutter und meinen Geschwistern in den Armen. Ich spürte förmlich, wie meine Energie zurückkam und ich mich besser fühlte. Plötzlich war alles vergessen, die Panikattacke, die Probleme, die Zweifel und die Tränen. Ich war überglücklich, meine Familie wiederzusehen und Ostern gemeinsam mit ihnen zu verbringen. Das war eine unserer Familientraditionen.

Ganz anders verhielt es sich mit dem Weihnachtsfest. Als ich acht Jahre alt war, hatten sich meine Eltern getrennt. Da ich sowohl meiner Mutter als auch meinem Vater sehr nahegestanden hatte, war dies ein großer Schock für mich. Seitdem hatte ich meinen Vater nur noch jedes zweite Wochenende gesehen und Weihnachten wurde getrennt gefeiert. Bei Mami oder bei Papi. Mit Halbgeschwistern oder ohne. Vielleicht mochte ich deswegen Weihnachten nicht, weil ich mich jedes Jahr aufs Neue für ein Elternteil entscheiden musste. Zu meinen fünf (mittlerweile vier) Geschwistern hatte ich schon immer ein sehr gutes Verhältnis, obwohl ich manchmal ganz schön streng sein konnte. Als älteste Schwester hat man nun mal eine gewisse Verantwortung zu tragen und muss ein gutes Vorbild sein. Da übernimmt man dann auch mal schnell die Elternrolle, natürlich alles unbewusst.

Den Rest des Tages verbrachte ich damit, meine Sachen auszupacken und mit Alexander und meinem Hund Lussi spazieren zu gehen. Erleichtert stellte ich fest, dass ich seit meiner Ankunft kein einziges Mal zurück an die Klinik gedacht hatte. Ich hatte wohl doch die richtige Entscheidung getroffen, nicht zurückzukehren, sondern weiterzufahren. Allerdings belastete mich jetzt die Situation mit Alexander. Ich musste ihm einfach sagen, was in mir vorging. Ich konnte nicht länger warten und wollte dieses bedrückende Gefühl endlich loswerden. Wir hatten uns gerade auf eine Parkbank gesetzt und schauten Lussi beim Spielen zu. Ich atmete tief ein und offenbarte ihm, dass ich das Gefühl hätte, ihn unglücklich zu machen. Dass ich für eine Fernbeziehung keine Energie mehr hätte. Dass ich ihn über alles in der Welt liebte, er aber eine bessere, unkompliziertere Beziehung verdient hätte. Ich beendete mein Geständnis mit: »Vielleicht sollten wir eine Pause einlegen.« Das klang meiner Meinung nach nicht ganz so dramatisch. Alexander schaute mich erschrocken an. Das, was ich soeben ausgesprochen hatte, überraschte ihn komplett. Das konnte ich ihm ansehen. Nach einer gefühlten Ewigkeit antwortete er: »Wenn dies dein finaler Wunsch ist, muss ich ihn wohl akzeptieren. dein Wohlergehen ist mir sehr wichtig. Wenn du hierfür eine Pause brauchst, ist das total okay für mich. Auch wenn es verdammt wehtut, da ich dich unheimlich lieb habe und eigentlich an deiner Seite sein möchte.« Seine Antwort überrumpelte mich. Damit hatte ich nicht gerechnet. Ich war mir sicher, Alexander würde das Handtuch werfen, da ich ihm ja die Chance gegeben hatte, die Beziehung zu beenden. Ohne großes Drama. Dass ihm mein Wohlergehen jedoch wichtiger war als eine reibungslose Beziehung, war für mich der Beweis, dass ich den richtigen Mann getroffen hatte. Ich umarmte meinen geliebten Freund und versprach ihm, dass ich unsere Beziehung nie wieder infrage stellen würde.

Die folgenden Tage verliefen ruhig und friedlich. Meine Mutter hatte verstanden, dass ich viel Ruhe brauchte und auch meine Geschwister gingen äußerst verständnisvoll mit mir um. Es wurde weniger getrunken und mehr spazieren gegangen. Es wurde früher ins Bett gegangen und mehr gelesen. Ein Urlaub ganz nach meinem Geschmack. Hier fühlte ich mich wohl. Trotzdem holte mich der Alltag immer wieder ein. Was würde passieren, wenn ich allein wäre? Wenn Alexander und meine Geschwister nicht mehr da und meine Mutter verreist wäre? Meine Hündin Lussi wollte ich unter allen Umständen bei mir behalten. Was aber, wenn ich mich plötzlich nicht mehr um sie kümmern könnte, weil ich nicht aus dem Bett kommen würde? Sollte Alexander sie vielleicht doch wieder mit nach Schweden nehmen? Ich versuchte, ruhig zu bleiben. Ich würde ja meine Psychologin in zwei Tagen wieder treffen und ihr von meinen Ängsten erzählen können.

*Dass mir niemand meine Angst nehmen könnte, wusste ich zu diesem Zeitpunkt noch nicht. Dass es äußerst wichtig ist, sich mit seinen Ängsten zu beschäftigen, war mir immer noch fremd. Dass ich aktiv gegen eine Panikattacke vorgehen kann, hatte ich noch nicht gelernt. Daher war ich zu diesem Zeitpunkt meinen Panikattacken immer noch kom-*

*plett ausgeliefert. Obwohl überhaupt keine Bedrohung ersichtlich war, hatte ich manchmal das Gefühl, sterben zu müssen. Sobald die Attacke vorbei war, verstand ich sofort, was passiert war. Von einer Sekunde auf die nächste, als ob ein Schalter umgelegt wurde. Meine erste Panikattacke erlebte ich, wie bereits geschildert, in einem Flugzeug auf dem Weg nach Schweden. Dass diese nicht die einzige bleiben sollte, wusste ich inzwischen. Die Panikattacken hatten sich nämlich in eine Panikstörung verwandelt. Ich litt unter wiederkehrenden Panikattacken, die ohne Vorwarnung aus heiterem Himmel kamen. Die Zeit zwischen den Attacken wurde zu einer Wartezone voller Angst. Ich bekam Angst vor der Angst, auch Erwartungsangst genannt. An jedem Ort und in jeder Sekunde rechnete ich damit, von einer weiteren Attacke überfallen zu werden. Eine Entspannung war nicht mehr möglich. Aus diesem Grund beschloss ich, weiterhin bei meiner Mutter wohnen zu bleiben. Dort war immer jemand vor Ort, auch nachts. Es war mir äußerst wichtig, jemanden im Notfall möglichst schnell erreichen zu können, sollte sich das Gefühl aufdrängen, sterben zu müssen. Und so fing ich an, meine äußeren Umstände den jeweiligen Ängsten anzupassen und stellte sicher, dass immer jemand in meiner Nähe war. Das schränkte infolgedessen die Lebensqualität aller Betroffenen ein. Ich verlor immer mehr »Normalität«. Simple Sachen, wie zum Beispiel allein zu sein, war mir nicht mehr möglich. Ich war gefangen in einer von mir selbst kreierten Abwärtsspirale.*

*Zu dieser Abwärtsspirale gehörte auch die verkehrte Annahme, dass ich Alexander unglücklich machen würde, weswegen ich die Beziehung beenden wollte. Inzwischen weiß ich, dass meine Scham- und Schuldgefühle nichts Außergewöhnliches waren und sich Burn-out-Betroffene oft als eine Art Belastung sehen. Allerdings sind sie das zum Teil auch, ich will hier nichts beschönigen. Die Diagnose Burn-out kann für eine Partnerschaft eine ziemliche Herausforderung sein. Ebenso für alle Angehörigen. Umstände müssen angepasst, Routinen geändert werden, das ist für alle Seiten schwierig. Deswegen war eine ehrliche Kommunikation äußerst wichtig. Wie auch Geduld. Geduld mit mir selbst und meinem Freund. Ich bin froh, dass ich mich damals zu dieser offenen Kommunikation entschieden und Alexander nach seiner Meinung gefragt hatte. Aus heutiger Sicht kann ich sagen, dass der Burn-out und alles Folgende Alexander und mich noch enger zusammenschweißte. Tatsächlich kannten wir uns zum Zeitpunkt des Burn-outs schon viele Jahre. Aber die Anzahl der Jahre ist oft gar nicht so ausschlaggebend für eine gute Beziehung, sondern die positiven und negativen Erfahrungen, die man gemeinsam durchlebt. Diese Erlebnisse können zusammenschweißen, aber auch spalten. Dass Alexander nach allen Ereignissen immer noch an meiner Seite blieb und seine Versprechen keine Plattitüden waren, machten mir deutlich, dass ich den Mann meines Lebens gefunden hatte. Die allbekannten Worte eines Eheversprechens machten für mich auf einmal Sinn: »Ich bin für dich da, in guten wie in schlechten Zeiten.«*

Das Gespräch mit Alexander motivierte mich dazu, weiterzukämpfen und nicht aufzugeben. Nicht nur für mich, sondern für uns. Ich hatte mich fallen lassen und zum ersten Mal in meinem Leben vollständig vertraut. Der Burn-out hatte auch seine guten Seiten. Und das war eine davon.

Das Osterwochenende war mittlerweile vorbei und ich befand mich wieder zu Hause, bei meiner Mutter. Vor einigen Stunden hatte ich Alexander zum Bahnhof gebracht und auch meine Geschwister waren wieder unterwegs. Ab jetzt war ich mehr oder weniger auf mich allein gestellt. Nicht ganz allein, denn ich hatte ja meine Hündin Lussi. In letzter Sekunde hatte ich mich doch noch dazu entschieden, sie bei mir zu behalten. Ich würde das schon alles schaffen. Denn ich fühlte mich mittlerweile wieder etwas besser.

Ich befand mich in der Küche, als meine Mutter mit einem Kuvert in der Hand zur Tür hereinkam.

»Ein Schreiben von der Klinik ist für dich gekommen.«

Ich wusste genau, was das war. Das war mein Entlassungsbericht. Endlich war er da. Gespannt riss ich das Kuvert auf und begann zu lesen. Schon beim zweiten Satz lief es mir eiskalt den Rücken runter.

Diagnose: Erschöpfungsdepression!

Bitte was? Nein, das konnte nicht sein. Die Diagnose konnte nicht stimmen. Die Ärzte mussten sich geirrt haben, sonst hätte mir bereits meine Psychologin davon erzählt. Ich hatte einen Burn-out und keine Erschöpfungsdepression, denn das war ja etwas ganz anderes. Ungläubig erzählte ich meiner Mutter von der Diagnose, die mich mitfühlend anschaute. Plötzlich fiel mir das Gespräch wieder ein, das ich mit meiner Mutter nach meiner ersten Panikattacke im Flugzeug geführt hatte. Meine Mutter hatte schon damals die Vermutung geäußert, dass ich depressiv sein könnte. Das wollte sie bereits an meiner Stimme gehört haben.

»Mami, ich bin nicht depressiv. Ja, ich habe Angst- und Panikattacken, aber mit einer Depression hat das nichts zu tun. Du hast mich doch sicherlich über die letzten Tage beobachtet. Schaut so ein depressiver Mensch aus? Du siehst doch auch die Fortschritte, die ich mache. Mir geht es doch schon viel besser als noch vor einigen Wochen.«

Meine Mutter schwieg. Ich wurde misstrauisch. War ich vielleicht doch verrückt geworden? Es war wohl wieder an der Zeit, mit einer Suchmaschine Licht ins Dunkel zu bringen. Auch wenn es mir meine Psychologin eigentlich nicht erlaubt hatte. Das war dieses Mal aber etwas anders, das würde sie sicherlich verstehen. Ich musste meine Mutter davon überzeugen, dass ich nicht depressiv war. Ich wollte ihr beweisen, dass ich recht hatte.

Das Telefon klingelte und meine Mutter verließ die Küche. Ich war jetzt allein und konnte ungestört mit meiner Recherche beginnen. Ich nahm mein Handy in die Hand und tippte »Anzeichen Depression« in die Suchmaschine ein. Ich klickte das erste Suchergebnis an und eine neue Seite öffnete sich.

»Energiemangel«, »Schlafstörungen«, »Gewichtsveränderungen«, »Reizbarkeit« und »unspezifische körperliche Beschwerden« waren die Stichwörter, die ich beim Querlesen aufschnappte. Damit war ich nicht zufrieden, denn das waren Symptome, die ich ja selbst hatte. Damit konnte ich meine Mutter nicht überzeugen. Ich klickte das zweite Suchergebnis an. »Konzentrationsstörungen«, »innere Leere«, »Selbstzweifel« und »Interessenverlust«. Auch das konnte ich nicht verwenden. Ich setzte meine Suche fort.

Plötzlich fiel mein Blick auf eine fett gedruckte Passage: »Wussten Sie, dass eine Depression häufig von Angststörungen, Phobien oder Panikstörungen begleitet wird?«

Ich war fassungslos. Das konnte ich meiner Mutter auf keinen Fall zeigen. Trotzdem war ich neugierig geworden und änderte meine Suche auf »Depression, Angst und Panik« ab. Der Anblick der sich hier zeigenden Suchergebnisse war mir bereits genug. Ich brauchte nicht mehr zu wissen. Erschrocken legte ich mein Handy zur Seite. Ich konnte es nicht glauben.

ICH KONNTE ES EINFACH NICHT GLAUBEN!

Panisch rief ich meine Psychologin an, die glücklicherweise sofort den Anruf entgegennahm. Ich erzählte ihr ohne Umschweife von dem Klinikbericht und den Suchergebnissen auf meinem Handy. War ich jetzt depressiv? Hatten meine Mutter und das Zwölf-Phasen-Modell, das ich in der Klinik kennengelernt hatte, doch recht?

»Frau Bagusat, jetzt atmen Sie erst einmal tief durch. Die Ärzte müssen eine Diagnose schreiben, schon allein für die Krankenkassen. Da heißt der Burn-out dann oft auch Erschöpfungsdepression. Sicherlich müssen Sie Ihren Zustand ernst nehmen, aber das tun Sie ja auch. Ihnen geht es doch schon viel besser, wenn Sie Ihren gegenwärtigen Zustand mit dem vor zwei Monaten vergleichen. Sie sind auf dem richtigen Weg, das kann ich Ihnen nach jahrelanger Erfahrung versprechen. Versuchen Sie sich nicht von dem Wort Depression beunruhigen zu lassen, es wird alles gut. Alles Weitere dann morgen.«

Ich bedankte mich und legte auf. Meine Mutter war mittlerweile wieder in die Küche gekommen. Mein Telefongespräch hatte sie wohl nicht mitbekommen. Das sollte sie aber auch nicht. Ich musste das jetzt erst einmal mit mir selbst ausmachen. Außerdem wollte ich mich früh schlafen legen, denn morgen hatte meine Mutter Geburtstag. Ein Abendessen mit Freunden war geplant. Ich hatte natürlich zugesagt, auch wenn ich nicht allzu lange bleiben würde. Ich schaute den Kühlschrank an. Ein kleines Bierchen wäre jetzt eine willkommene Abwechslung, die ich nach dieser Schockdiagnose mehr als nur verdient hatte. Ich ging zum Kühlschrank und nahm mir ein Bier raus. Schon nach dem ersten Schluck merkte ich, wie sich mein Körper entspannte. Plötzlich war die Diagnose gar nicht mehr so schlimm.

~~~~~~~~~

*Mittlerweile war es mir nicht mehr möglich, den psychosomatischen Aspekt meiner Krankheit zu ignorieren. Ich hatte dies aber auch nie willentlich getan. Allerdings hatte ich Schwierigkeiten, meine Angst- und Panikattacken einzuordnen. Damals wusste ich einfach nicht, dass diese Zustände typische Zustände einer Depression sein können. Bis dahin dachte ich, dass Menschen, die unter einer Depression leiden, einfach nur schlecht drauf sind. Dass eine Depression auch phasenweise auftreten und sich anhand von Panikattacken äußern könnte, war mir zu diesem Zeitpunkt nicht bekannt. Obwohl ich meine Symptome regelmäßig durch das Internet jagte. Ich war nämlich zu einem richtigen »Google-Hypochonder«*

*geworden. Schon bei dem kleinsten Krankheitssymptom holte ich das Handy aus der Tasche und suchte nach der Ursache. Dabei wurden harmlose Symptome plötzlich zu ernsthaften Krankheiten, was die bestehenden Ängste noch verstärkte: Krebs, Anämie, Lungenembolie und Herzprobleme diagnostizierte ich. Meine seelischen Beschwerden hingegen hatte ich bis zu dem Moment ignoriert, in dem mich der Klinikbericht erreichte. Mir war zwar bekannt, dass es seelische Krankheiten gab. Ich wusste auch, dass man sie sehr ernst nehmen sollte. Allerdings war mir nicht bekannt, dass sie auch in den meisten Fällen gut behandelbar sind, so wie beispielsweise meine Erschöpfungsdepression. Daher sträubte ich mich gegen die Diagnose aus Angst, für den Rest meines Lebens mit einem psychischen Handicap leben zu müssen. Denn ein Leben voller Angst und Panik würde ich nicht ertragen. So bekam ich immer mehr Angst. Vor mir selbst. Vor meinen Gedanken.*

*In der Klinik wurde ich kein einziges Mal auf die im Raum stehende Diagnose angesprochen. Ich wurde zwar in die Burn-out-Gruppe eingeteilt, aber für mich war Burn-out etwas ganz anderes als eine Depression. Burn-out hatten nur Menschen, die auch hart arbeiteten und sich regelrecht für die Arbeit aufopferten. Ein bisschen stolz war ich damals schon, als ich in solch eine Gruppe eingeteilt wurde. Heute weiß ich, dass ich auch in eine andere Gruppe hätte eingeteilt werden können, etwa die Gruppe für psychosomatische Schmerzen. Damals wusste ich nicht, dass seelische Probleme auch körperliche Beschwerden auslösen können. Dass negative Gefühle eventuell psychosomatische Schmerzen zur Folge haben.*

*Deswegen wurde ich am Tag meiner Einweisung mit einer Wundertüte verglichen, nachdem ich bestimmt zwanzig Beschwerden aufgezählt hatte. Diese Beschwerden waren nicht Resultat einer Einbildung, sie waren tatsächlich vorhanden. Das Kopfweh, die Verdauungsbeschwerden, die Rückenschmerzen und der Schwindel. Alles da. Für diese Beschwerden konnten nur keine körperlichen Ursachen gefunden werden. Deshalb war ich monatelang ohne Ergebnis von Arzt zu Arzt gelaufen.*

*Heute weiß ich, dass Körper und Psyche untrennbar miteinander verbunden sind. So bekommt man beispielsweise bei psychischer Aufregung körperliches Herzrasen. Oder ein die Psyche belastender Stress verursacht körperliche Verdauungsprobleme. Umgekehrt funktioniert es natürlich auch. Wenn man unter einer körperlichen Erkrankung leidet, fühlt man sich häufig müde und auch psychisch erschöpft.*

*Seit dem Klinikbericht und der Diagnose fühlte ich mich nun tatsächlich depressiv. Alle Symptome, die ich mir im Internet durchgelesen hatte, konnte ich auf einmal deutlich spüren, wobei vieles seit Längerem präsent war. Die Diagnose der Erschöpfungsdepression setzte mir ziemlich zu, denn das war die Krankheit, vor der ich am meisten Angst gehabt hatte. Meine Psychologin riet mir, mich von dem Wort »Depression« nicht beunruhigen zu lassen, zumal ich mich nach ihrer Einschätzung bereits auf dem richtigen Weg befände. Das stimmte, mir ging es zeitweise schon etwas besser. Aber stabil war ich noch lange nicht. Es plagten mich weiterhin schlaflose Nächte und etliche Angst- und Panikattacken. Jetzt konnte ich aller-*

*dings nicht mehr wegschauen, verdrängen, es auf eine rein körperliche Erkrankung schieben. Ich konnte auch meine Mutter nicht länger belügen. Meine zu Anfang positive Einstellung des »Ich schaffe es« sank allmählich auf ein »Ich werde nie wieder gesund«. Mein Fokus lag nur noch auf dem Wort »Depression«.*

~~~~~~~~

Ich wachte auf, weil mein Handy läutete. Verschlafen blickte ich auf den Bildschirm. Die Erinnerung an den Termin bei meiner Psychologin blinkte auf.

Es war höchste Zeit, aufzustehen und mich fertig zu machen, denn in zwei Stunden musste ich bereits bei ihr sein. Mein ganzer Körper schmerzte. Ich hatte wieder eine Horrornacht hinter mir, gefüllt mit zahllosen Ängsten und einer Panikattacke. Selten hatte ich mich so einsam gefühlt wie in dieser dunklen, stillen Nacht. Als die Sonne endlich aufgegangen war und die Vögel zwitscherten, hatte ich mich nicht mehr so allein gefühlt und war wieder eingeschlafen. Nun hatte ich starke Kopfschmerzen und überlegte, ob ich meine Mutter bitten sollte, mich zu meiner Psychologin zu fahren. Aber ich wollte meine Mutter nicht noch zusätzlich belasten. Sie hatte sowieso schon so viel für mich getan. Schließlich fuhr ich allein und kam nach einer Stunde Autofahrt total erschöpft an. Meine Psychologin wartete schon auf mich.

Die Diagnose »Erschöpfungsdepression« war in der heutigen Sitzung entgegen meinen Erwartungen nicht das große Thema. Es ging vielmehr um die gestrige Panikattacke und jene Ängste, die mich nicht hatten schlafen lassen. Meine Psychologin fragte mich, wie ich mich generell während so einer Attacke verhalten würde. Ich wusste nicht, was ich antworten sollte. Wie sollte ich mich schon verhalten? Ich konnte ja nichts dagegen tun. Die Angst hatte mich schließlich fest im Griff. Diese Antwort war wohl nicht ganz richtig, denn meine Psychologin erzählte mir von verschiedenen Methoden, die ich ausprobieren sollte, um meinen Attacken entgegenzuwirken und sie erträglicher zu machen.

Ich sollte mich bewusst ablenken, die Atmung verlangsamen, die Angst von außen betrachten und schließlich die Panikattacke akzeptieren. Bei der nächsten Angstattacke wollte ich diese Techniken anwenden, war aber insgesamt ziemlich skeptisch.

Die Therapiestunde endete mit einer Trance, zu der ich mich auf den Boden legte. Die Trance war auch schon Bestandteil des Klinikprogramms gewesen. Von dem Ergebnis war ich gleich total begeistert. Noch nie hatte ich mich so entspannt gefühlt wie nach einer Trance-Einheit. Für mich war das damals ein richtiges »Aha-Erlebnis«. In der Trance ist man halb wach, halb schlafend. Man ist anwesend, aber irgendwie auch nicht. Man ist klar im Kopf, aber gleichzeitig auch entspannt. So ein Gefühl hatte ich noch nie erlebt.

Die Heimfahrt verlief zunächst um einiges besser als die Hinfahrt. Trotzdem blickte ich immer wieder nervös auf mein Handy, um mich zu vergewissern, dass ich genug Empfang hatte. Empfang für den Fall der Fälle. Empfang für meine nächste Panikattacke.

Empfang, um jemanden erreichen zu können. Als Notrufnummer hatte ich Alexanders Nummer eingespeichert. Damit war er auch einverstanden gewesen. Alexander hatte mir versichert, jederzeit ans Telefon zu gehen, auch nachts. Kaum ausgesprochen, hatte er schon den ersten Anruf erhalten. Und zwar in der gestrigen Nacht, in der ich nicht schlafen konnte und in meiner Angst gefangen war. Viel hatte er nicht tun können, seine Stimme allein hatte mich schon beruhigt. Umso mehr spürte ich auf der Heimfahrt die mich im Auto umgebende Einsamkeit. Weit und breit nur Felder und Wald, kein Haus, keine Menschenseele. Komplette Leere. Ich war allein auf der Straße und bekam Angst. Sollte mir jetzt etwas zustoßen, wer würde mich hier finden? Mitten im Nichts? Wie weit wäre wohl der nächste Ort und das nächste Krankenhaus? Es graute mir, denn in der Woche darauf hatte ich bereits einen weiteren Termin bei meiner Psychologin. Aber bis dahin würde ich eine befahrenere Strecke ausfindig machen, selbst wenn sich dadurch meine Autofahrt verlängerte.

Erleichtert kam ich zu Hause an, fühlte mich aber auch gleichzeitig erschöpft und ausgelaugt. Ich hatte heute schon ziemlich viel erlebt. Die letzte Nacht, die Autofahrt, das Gespräch mit meiner Psychologin. Und vor allem die Diagnose. Die Diagnose, über die ich mir immer noch keine tiefergehenden Gedanken gemacht hatte. Das musste bis morgen warten, denn schließlich hatte meine Mutter heute Geburtstag. Auch wenn mir überhaupt nicht nach einer Feier zumute war. Ich hätte mich am liebsten direkt ins Bett gelegt, aber wollte sie nicht enttäuschen. Ich würde an dem Geburtstagsessen teilnehmen. Allerdings schaffte ich es noch nicht einmal, mich umzuziehen und für meine Mutter schön zu machen. So kraftlos fühlte ich mich mittlerweile. Müde trottete ich in die Bibliothek, in der der Empfang für ein paar enge Freunde stattfand. Als ich in den Raum kam, hatten sich schon alle Gäste versammelt. Ich versuchte zu lächeln, merkte aber, dass es mir nicht wirklich gelang. Mein Gemüt war schwer und ich wollte den Abend einfach nur hinter mich bringen. So leid es mir für meine Mutter tat. Ich suchte nach einem mir vertrauten Gesicht, damit ich dem Small Talk aus dem Weg gehen konnte. Ich erblickte die beste Freundin meiner Mutter, die allein in einer Ecke stand und nutzte die Chance, um zu ihr zu gehen.

»Hallo Sophie, wie geht es dir?« So eine Frage wollte ich jetzt gar nicht hören, aber das konnte die beste Freundin ja nicht wissen. Da ich schon immer ein sehr ehrlicher Mensch war, antwortete ich wahrheitsgetreu: »Eigentlich nicht so gut. Ich habe vor einigen Tagen eine psychosomatische Klinik verlassen. Ich war dort wegen Burn-out.« Mit dieser Entgegnung hatte sie wohl nicht gerechnet, das konnte ich ihrem Gesichtsausdruck ansehen. Auch merkte ich, dass sie gar nicht wirklich wusste, was sie jetzt noch sagen sollte. Eine Antwort fiel ihr schwer. Die Stimmung war im Keller und ich war heilfroh, als meine Mutter dazukam. Ich schenkte mir ein zweites Glas Sekt ein, weil ich irgendwie in Fahrt kommen musste. Ich hörte, wie im Hintergrund die beste Freundin leise meiner Mutter zuflüsterte: »Ich habe mich echt erschrocken. Sophie schaut ja überhaupt nicht gut aus. So blass und so dünn. Die Arme!« Genau davor hatte ich Angst. Vor den Blicken und Bewertungen.

Je später der Abend, desto klarer wurde mir, dass keiner der Gäste wusste, wie mit mir umgegangen werden sollte. Es hatte sich herumgesprochen, dass es mir nicht gut ging. Das konnte man mir aber auch von Weitem ansehen. Die Stimmung um mich herum war angespannt, das konnte ich förmlich spüren. Ich wünschte mir so sehr, wenigstens einige Stunden abschalten zu können und die Diagnose hinter mir zu lassen. Mich einfach wieder normal zu fühlen. Genau das Gegenteil war aber der Fall. Ein Gast schaute mich mitfühlend an und sprach mir motivierende Worte zu. Ein anderer erzählte mir von seinen eigenen Erfahrungen und von Freunden von Freunden. Ich wollte nicht bemitleidet werden. Und ich wollte auch nicht mit Samthandschuhen angefasst werden. Ich wollte nicht über meinen Zustand sprechen. Ich wollte auch keine Ratschläge erhalten. Ich wollte mittlerweile nur noch meine Ruhe. Mir war das alles zu viel.

Kaum hatte ich die letzte Gabel Erdbeerkuchen in den Mund gestopft, stand ich auch schon auf und verabschiedete mich von allen. Puh, geschafft. Ich beschloss, noch eine kurze Runde mit Lussi zu gehen. Anschließend legte ich mich in mein Bett und hoffte, wie ein Stein zu schlafen. Was anfangs auch der Fall war, bis ich einige Stunden später wieder einmal aus dem Schlaf gerissen wurde. Panikattacke. Sofort griff ich nach meinem Handy, das ich neben mich gelegt hatte. Sollte ich Alexander wieder anrufen oder würde ich es dieses Mal allein schaffen? Dann fielen mir die Worte meiner Psychologin ein, dass man einer Attacke entgegensteuern könne. Ich schloss meine Augen und konzentrierte mich auf meinen Atem. Ich stand auf und versuchte, eine Ablenkung zu finden. Nichts klappte. Ich konnte mich einfach nicht konzentrieren. Zuletzt rief ich Alexander an, der verschlafen an sein Telefon ging. Nach einigen Minuten war die Attacke vorbei. Mittlerweile wusste ich, dass Gähnen das Ende der Panikattacke bedeutete. Mit diesen aus dem Nichts kommenden Attacken konnte es aber so nicht weitergehen. Ständig meinen Freund anzurufen, mich überall ängstlich zu fühlen, nicht mehr allein sein zu können, von Panikattacken überfallen zu werden, kaum noch aufstehen zu können, nicht mehr an Gesprächen teilnehmen zu können, mich stetig krank zu fühlen: Das wollte ich nicht mehr! Morgen würde ich meine Psychologin anrufen und ihr erzählen, dass ich wieder zurück in die Klinik müsse.

*Mein Zustand hatte sich verschlechtert. Das Licht am Ende des Tunnels war verschwunden. Das Licht, das ich mir während meines Klinikaufenthaltes so hart erarbeitet hatte. Ein Grund dafür war sicherlich der Klinikbericht. Die Diagnose Erschöpfungsdepression hatte mich komplett aus der Bahn geworfen. Ich hatte wieder angefangen, regelmäßig zu trinken, wenn auch nicht mehr die gleichen Mengen. Anstatt einer Flasche Wein war es jetzt »nur noch« eine halbe. Tabletten nahm ich nicht mehr, hatte aber für den Notfall immer eine Beruhigungstablette dabei, sollte ich während einer Panikattacke den Verstand verlieren und komplett durchdrehen. Ich hatte Angst vor mir selbst und meinen Gedanken und wollte manchmal einfach nur weglaufen, da machte mir das Fenster plötzlich auch keine Angst mehr. Einerseits akzeptierte ich, dass ich eine Auszeit brauchte, andererseits wollte ich einfach nur, dass es mir wieder besser ging. Und zwar SOFORT. Ich wollte wieder »funktionieren«. Diese Ungeduld wurde auch von meiner Psychologin bemängelt. Gleichzeitig wollte ich aufgeben, kapitulieren, zurück in die Klinik gehen, dorthin, wo ich mich am sichersten gefühlt hatte. Dass dies ein weiteres Vermeidungsverhalten gewesen wäre, wusste ich zu dem Zeitpunkt nicht. Ich war immer noch auf der Flucht vor mir selbst, vor meiner Diagnose und meinen Ängsten. Ich war immer noch nicht dazu bereit, ganz hinzuschauen und die volle Verantwortung zu übernehmen. Für mich und mein Leben. Das aber wäre gerade in dieser Situation äußerst wichtig gewesen. Eine Auszeit ist an sich ein guter Anfang. Aber man muss schon in dieser Auszeit konsequent an sich arbeiten, muss aktiv werden, sonst wird sich an den Grundproblemen nichts ändern. Auf der anderen Seite braucht es sehr, sehr viel Energie, sich in seinen schwächsten Momenten aufzuraffen und sich selbst als Projekt anzugehen. Energie, die man in dem Moment vielleicht nicht zu haben scheint, die aber definitiv da ist. Ich stand mir damals aber noch zu sehr im Weg. Mein Mindset bestand nur aus »Erschöpfungsdepression«. Ich fühlte mich krank, weil ich mich krank fühlen wollte. Ich fühlte mich depressiv, weil ich mit* einer Depression diagnostiziert wurde. Dass es mir in den vorangegangenen Tagen schon etwas besser gegangen war, sah ich nicht. Ich sah, was ich sehen wollte.

Es war alles andere als einfach, sich nach dem Schock dieser Diagnose wieder unter Leute zu begeben. Das Geburtstagsessen meiner Mutter war für mich eine wirkliche Herausforderung. Ich wusste einfach nicht, wie ich mit meiner Situation umgehen sollte. Da ich schon immer ein sehr offener Mensch gewesen war, entschied ich mich, ehrlich und offen über meine Diagnose zu sprechen. Ich realisierte aber an diesem Abend, dass nicht jeder Gast mit meiner Diagnose und Offenheit zurechtkam. Manch einer fühlte sich überrumpelt. Andere wiederum konnten gar nicht mehr aufhören, über das Thema Depression zu sprechen.

Die meisten Menschen meinen es natürlich nur gut und wollen helfen. Aber sie wissen vielleicht nicht immer gleich, welche Worte und Taten eine Hilfe wären. Deshalb hatte ich gelernt, offen mit meinem Zustand umzugehen, mich gleichzeitig aber auch abzugrenzen. Wenn ich das Gefühl hatte, nicht über meinen Zustand reden zu wollen, kommunizierte ich dies auch ehrlich und freundlich. Nur dann konnte sich mein Gegenüber auch entsprechend verhalten. Ich beschloss, meine Aussagen zu differenzieren und von Fall zu Fall zu entscheiden, wie viel ich von mir preisgeben würde. Für mich war es wichtig, eine Strategie zu finden, die mir den Umgang mit anderen Menschen erleichterte.

In jener Zeit halfen mir unterschiedliche Behandlungsansätze besonders gut: Trance, Qigong, Yoga und Klang-

*schalen-Therapie. Auch wenn ich hinsichtlich dieser Therapieformen anfangs skeptisch war, die Mischung aus Sprach- und Körpertherapie stellte sich als genau richtig heraus. Die psychologische Arbeit wühlte die Gefühle auf, die Körpertherapie besänftigte diese. Für mich war das damals sehr wichtig, denn es gab keine Verbindung und Einheit mehr zwischen meinem Körper und Geist. Ich war zu einem totalen Kopfmenschen geworden, der Alternativen nach dem Motto »Jetzt nicht, ich habe anderes zu tun« abwiegelte. Ich horchte nicht mehr in mich hinein, weshalb ich meine Symptome lange Zeit auch nicht wahrnehmen konnte. Ähnlich verhielt es sich mit meinen Gefühlen, die ich zu unterdrücken versuchte. Ich fühlte mich fremd im eigenen Körper, der mir zu einer Maschine geworden war, die ich von außen betrachtete. In der Fachsprache wird dies oft als Depersonalisation bezeichnet.*

# Meine zehn wichtigsten Einsichten:

- Depression, Angst und Panik waren nicht Ausdruck einer Schwäche, sondern dafür, dass ich zu lange gegen mich selbst angekämpft hatte. Das Wort »Depression« jagte mir einen größeren Schrecken ein als der tatsächliche Zustand. Die erfolgreichste Krisenkommunikation kommt von Herzen. Sie heißt »Ehrlichkeit«.
- Niemand außer mir selbst kann mir meine Angst nehmen.
- Geduld ist das Vertrauen, dass alles kommt, wenn die Zeit reif ist.
- Das Internet ist auch eine Fundgrube für Hypochonder.
- Eine Auszeit bedeutet nicht nichts zu tun, sondern aktiv an sich zu arbeiten und Antworten zu finden.
- Ich sehe, was ich sehen möchte. Somit bestimme ich, was ich sehen will.
- Wo ich hinschaue, kann sich etwas auflösen. Was ich nicht sehen möchte, wird bleiben.
- Körper, Geist und Seele sind untrennbar miteinander verbunden und beeinflussen sich gegenseitig.

*Es ist nie zu spät, der zu sein,
der du hättest sein können.*

**George Eliot**

# Absolute Ratlosigkeit

*Wie soll es weitergehen?*

Ursprünglich wollte ich meiner Psychologin mitteilen, dass ich wieder in die Klinik gehen würde. Mittlerweile hatte ich mich aber dagegen entschieden. Denn ich hatte noch nie schnell aufgegeben. Hatte ich mir ein Ziel gesetzt, so tat ich alles dafür, es zu erreichen. Schon immer hatte ich einen starken Willen, der mich lange Zeit durchs Leben brachte und zum Weitermachen motivierte. Trotz schlafloser Nächte und etlichen weiteren Symptomen. Denn gut ging es mir während dieser Zeit nicht. Oft war ich kurz davor aufzugeben, die Uni hinzuschmeißen, meinen Job zu kündigen, meine Verpflichtungen abzugeben, die Koffer zu packen und wegzurennen. Weit, weit weg. Auch wenn ich nicht wusste, wohin und weshalb. Letztlich hatte ich trotz schlafloser Nächte und etlichen Zweifeln durchgehalten.

Meinen eisernen Willen spürte ich auch jetzt wieder. Ich würde nicht aufgeben und zurück in die Klinik gehen. Das wäre gegen meine Prinzipien. Es war an der Zeit, sich aktiv mit der Krankheit auseinanderzusetzen und sich seinen Ängsten zu stellen.

Deshalb beschloss ich, erst einmal eine Runde spazieren zu gehen. Und zwar allein. In den Wald. Das würde ich schon schaffen, denn schließlich hatte ich Verstärkung dabei. Ich hatte mein Handy, eine Notfalltablette und meine Hündin Lussi. Trotzdem ging ich am Büro meiner Mutter vorbei, um sie über mein Vorhaben zu informieren. In einer Stunde wollte ich wieder zurück sein.

Ich spazierte los in Richtung Wald. Es war ein warmer, sonniger Frühlingstag und die Vögel zwitscherten. Ich fühlte mich erstaunlich ruhig und erwischte mich sogar dabei, wie ich leise vor mich hin sang. Als ich am Waldrand ankam, blieb ich kurz stehen. Sollte ich wirklich hineingehen? In die Dunkelheit? Dort drinnen wäre ich dann wirklich allein. Bis jetzt konnte ich ja immer noch mein Zuhause und die Straße sehen. Ich spazierte weiter in den Wald, im Notfall würde ich umdrehen und schnell nach Hause rennen. So weit war mein Zuhause schließlich nicht entfernt. Die ersten Minuten meines Waldspaziergangs klappten ganz gut. Selbstbewusst verlängerte ich meine Schritte und ging tiefer in den Wald hinein. Trotzdem war ich innerlich angespannt und auf der Hut vor der nächsten Panikattacke. Dadurch konnte ich den Spaziergang immer weniger genießen, zwang mich aber weiterzugehen. Das wirst du wohl schaffen, jetzt reiß dich gefälligst zusammen, Sophie! Ich war sauer mit mir.

Plötzlich drehte sich alles. Die Bäume vor mir konnte ich nur noch verschwommen wahrnehmen. Mir war unheimlich schwindelig, ich blieb stehen. Was war das jetzt bitte? Ich versuchte, mich nicht beeinflussen zu lassen. Aber meine Beine wollten mich nicht mehr tragen. Ich konnte keinen einzigen Schritt mehr machen und fing an, am ganzen Körper zu zittern. Mir wurde schwarz vor Augen. Sofort legte ich mich auf den kühlen Waldboden. Zu groß war die

Angst, plötzlich in Ohnmacht zu fallen und umzukippen. Meine Hündin Lussi setzte sich beunruhigt neben mich und jaulte. Konnte sie es spüren? War es jetzt so weit? War das der Herzinfarkt, vor dem ich mich seit Langem fürchtete? Ich wollte einfach nur weg, weg von der beklemmenden Enge und Dunkelheit. Aber mir fehlte die Kraft, ich konnte nicht aufstehen. Ich holte mein Handy aus der Tasche und rief Alexander an. Er ging sofort ans Telefon, als hätte er auf meinen Anruf gewartet. Ich erzählte ihm, was passiert war, dass ich einfach nicht mehr weiterlaufen konnte, weil mich meine Beine nicht mehr tragen wollten. Alexander war beunruhigt, das hörte ich seiner Stimme an. Wir waren beide verunsichert und ratlos. Vielleicht hätte ich meine Mutter anrufen und bitten sollen, mich mit dem Auto abzuholen? Ich traute mich nicht. Und so nahm ich all meine Kraft zusammen und rappelte mich erneut auf, bis ich schließlich saß. Langsam spürte ich auch meine Beine wieder. Einige Minuten später trottete ich mit Tränen in den Augen nach Hause. Alexander war immer noch am Telefon. Er wollte sich vergewissern, dass ich auch wirklich heil ankommen würde.

Als ich daheim angekommen war, rief ich sofort meine Psychologin an. Das war eine Attacke zu viel, jetzt war definitiv Schluss! Ich wollte wieder zurück in die Klinik gehen. Starker Wille hin oder her. Meine Psychologin verstand mich sofort. Trotzdem war sie der Meinung, dass mir die Klinik in dieser Lage nicht unbedingt weiterhelfen würde: »Natürlich können Sie zurück in die Klinik gehen, das können Sie ganz frei entscheiden. Ich bin jedoch der Meinung, dass das nicht unbedingt die richtige Entscheidung wäre. Sie müssen nämlich lernen, allein zurechtzukommen, denn schließlich können Sie nicht für immer in der Klinik bleiben. Sie sollten Verantwortung übernehmen und aufhören, sich andauernd zu beschweren und stattdessen anfangen, etwas zu verändern. Denn sonst passiert gar nichts. Gleichzeitig müssen Sie sich in Geduld üben. Weshalb gehen Sie überhaupt in den Wald, wenn Ihnen eigentlich gar nicht danach ist? Das vermehrt nur Ihre schlechten Erfahrungen. Und das können Sie momentan überhaupt nicht gebrauchen. Denn durch jede schlechte Erfahrung sperren Sie sich mehr und mehr ein. Sie bekommen mehr und mehr Angst. Natürlich ist es wichtig, dass Sie sich Ihren Ängsten stellen. Aber Schritt für Schritt.«

Dann erzählte sie mir von Angstpatienten, die durch tägliche kleine Hausaufgaben wieder allmählich lernen würden, ihre Wohnung zu verlassen und ihren Bewegungsradius zu vergrößern. An manch einem Tag müssten sie allein in einen Supermarkt gehen, an anderen Tagen eine gewisse Zeit auf einer Parkbank verbringen. Dann wiederum sollten sie eine Station mit dem Bus fahren und sich allmählich zu längeren Fahrten steigern. Ziel sei das Sammeln positiver Erfahrungen, mit denen sich die Patienten immer sicherer und selbstbewusster fühlen würden. Für mich klang das schrecklich! Hatte ich es schon so weit kommen lassen? Hatte ich mich in einen Angstpatienten verwandelt? Erst Burn-out, dann Depression, jetzt Angst? Tatsächlich hatte ich Angst, allein zu sein. Ich erinnerte mich an mein ständiges Bedürfnis, jemanden im Notfall erreichen zu müssen, an die nächtlichen Wachphasen und die Einsamkeit im Auto. Am sichersten hatte ich mich tatsächlich in der Klinik gefühlt. Was war mit mir passiert? Ich erkannte mich selbst nicht mehr. Weshalb wurde es nur noch schlimmer, anstatt sich zu bessern? Ich nahm mir doch schon aktiv eine Auszeit! Was sollte ich denn sonst noch alles tun? Meine Psychologin hatte mir im Telefongespräch angeboten, sich das folgende Wochenende für eine zweitägige Sitzung freizunehmen, damit ich wieder zu Kräften kommen könnte und meine Einstellung positiver werden würde. Wenn ich nach dem Wochenende immer noch das Gefühl hätte, in die Klinik gehen zu müssen, würde ich das dann auch tun können. Nach längeren Überlegungen hatte ich zugestimmt. Eigentlich hatte meine Psychologin bis jetzt immer recht gehabt. Also vertraute ich ihr auch diesmal. Ich gab ihr, aber eigentlich mir, eine allerletzte Chance.

*Ich befand mich weiterhin auf der Flucht. Auf der Flucht vor mir selbst, der Realität und den bevorstehenden Herausforderungen. Das Blatt hatte sich gewendet, die Angst hatte mich fest im Griff. Mein Leben stand auf dem Kopf, ich wusste nicht mehr weiter. Immer noch befand ich mich in diesem dunklen Loch und wollte am liebsten zurück in die Klinik. Dort fühlte ich mich sicher und geborgen. Gleichzeitig verstand ich mittlerweile sehr gut, dass die Klinik nur ein Rückzugsort war und keine Langzeitlösung darstellte.*

*Von Tag zu Tag wurde mir immer mehr bewusst, dass ich nicht mehr vor mir weglaufen konnte, dass ich stehen bleiben musste, um endlich hinzuschauen und aktiv zu werden, wie es meine Psychologin vorgeschlagen hatte. Ich hatte Angst. Heute weiß ich, dass ich Angst vor dem nächsten Schritt hatte. Angst, mich voll und ganz auf den Prozess einzulassen. Ich hielt immer noch an meinem alten Leben fest und damit an etwas, das ich kannte und mit dem Gefühl der Sicherheit verbinden konnte. Genau das war es, wonach ich mich so sehr sehnte. Sicherheit. Da so vieles mittlerweile in meinem Leben weggebrochen war und ich überhaupt nicht mehr wusste, wie es weitergehen sollte, sehnte ich mich nach Vertrautheit. Nach etwas Bekanntem, nach einem Boden unter den Füßen.*

*Ich hätte alles gegeben, um mein altes Leben zurückzubekommen. Ich hatte zwar ausreichend finanzielle Mittel angespart, wusste aber, dass ich mir mit Geld meine Gesundheit nicht zurückkaufen konnte. Ich hätte noch zu diversen Ärzten rennen können, keiner wäre in der Lage gewesen, mir glückliche Zeiten zu verschreiben. Diese Einsicht machte mir große Angst. Ich war plötzlich auf mich allein gestellt. Zum allerersten Mal in meinem Leben musste ich für mich die volle Verantwortung übernehmen. Gerade das sollte mir schwer fallen, denn ich hatte schon immer gerne Verantwortung abgegeben. Aus Angst, Fehler zu machen. Fehler, die nicht tragisch sind und jedem passieren konnten. Aber ich war eine Perfektionistin und litt unter meinen Fehlern. Deshalb hatte ich stets meine Eltern um Rat gefragt und meine Geschwister um motivierende Worte gebeten. Um mich selbstsicherer zu fühlen und Fehler zu vermeiden. Jetzt konnte mir niemand mehr helfen. Natürlich stand mir meine Psychologin zur Seite. Aber eben nur zur Seite. Die entscheidenden Schritte musste ich selbst tun. Das Motto »Augen zu und durch« passte nicht mehr. Ich musste hinschauen und mich trauen, ein Risiko einzugehen.*

*Zunächst wollte ich diese Krankheit schnellstmöglich loswerden. Deswegen hatte ich mich auch gezwungen, allein in den Wald zu gehen. Obwohl ich panische Angst hatte. Ich wurde ungeduldig und wollte nicht länger warten. Ich wollte endlich meine Angst besiegen und wusste mittlerweile auch, dass es möglich war. Leider hatte ich mit meinem Verhalten das Gegenteil bewirkt. Nach dem Waldspaziergang hatte ich noch mehr Angst vor dem Alleinsein.*

*Es brauchte viele Monate, bis ich lernte, dass man nichts erzwingen kann. Vor allem nicht nach einem Burnout.*

*»Alles zu seiner Zeit.« Das war der Lieblingssatz meiner Psychologin. Und für mich der reinste Horror. Denn ich lebte von Zeitplänen und Deadlines und hatte immer für alle Eventualitäten einen Plan. Einfach nur zu warten oder planlos in den Tag hineinzuleben, das war für mich extrem schwer. Auch wenn es in der Klinik funktioniert hatte, an diesem Punkt klappte es überhaupt nicht mehr. Deswegen freute ich mich umso mehr auf das bevorstehende Wochenende mit meiner Psychologin. Hier würden wir über künftige Strategien sprechen und Pläne schmieden. Dass das Wochenende alles andere als »strategisch« werden würde, wusste ich noch nicht.*

Einige Stunden später saß ich in der Küche und berichtete meiner Mutter von der Panikattacke im Wald. Ich erzählte ihr, dass ich wegen der vermehrt auftretenden Angstzustände überlegte, in die Klinik zurückzugehen, um wieder zu Kräften zu kommen. Darauf fragte sie mich: »Gibt es nicht Medikamente, die dir mit deiner Angst helfen können? Vielleicht ist es doch an der Zeit, dir ein Antidepressivum verschreiben zu lassen?«

Genau das wollte ich nicht hören. Ich wollte einfach keine Tabletten mehr nehmen und von irgendeiner Substanz abhängig sein. Nein, das kam nicht infrage. Ich hatte ja bereits einige Wochen lang ein Medikament gegen meine Angst eingenommen. Das war damals in der Klinik. Dabei hatte ich mich überhaupt nicht wohlgefühlt und mit der Einnahme bald darauf aufgehört. Vielleicht war es auch nicht das richtige Präparat oder die falsche Dosis gewesen. Ich wollte einfach keine Experimente mehr und hatte die Schnauze voll von Tabletten. Das verstand meine Psychologin auch sehr gut. Sie sicherte mir zu, dass ich es auch ohne Psychopharmaka schaffen würde. Aber nur dann, wenn ich mich voll und ganz auf mich konzentrieren und aktiv an mir arbeiten würde. Das hatte ich auch vor. Dennoch machte mich das Gespräch mit meiner Mutter nachdenklich. Vielleicht hatte sie doch recht und es war an der Zeit, medikamentös etwas zu tun? Als ich darüber nachdachte, fiel mir meine Freundin Susanne ein. Ich hatte mitbekommen, dass es ihr eine Zeit lang nicht gut gegangen war. Sie hatte sich auch eine Auszeit nehmen müssen. Zu viel Stress. Vielleicht hatte Susanne ja die gleichen Symptome wie ich? Vielleicht konnte sie mir weiterhelfen? Ich schrieb Susanne eine Nachricht. In einigen Sätzen schilderte ich ihr vorab, was passiert war und welche Fragen ich an sie hatte, da ich sie mit meinem Anruf nicht überrumpeln wollte.

Ich musste nicht lange auf Susannes Antwort warten. Binnen einiger Minuten erhielt ich eine Nachricht, dass sie den ganzen Nachmittag erreichbar sei und sich schon sehr auf meinen Anruf freue. Mit einer so schnellen Antwort hatte ich wirklich nicht gerechnet. Ich war ein wenig nervös, da ich Susanne seit einer Ewigkeit nicht mehr gesehen hatte. Trotzdem beschlich mich das Gefühl, dass sie mir weiterhelfen würde. Ich wählte ihre Nummer und eine freudige Stimme hob ab. Wir telefonierten über eine Stunde. Es tat unheimlich gut, mal wieder mit jemandem zu sprechen, der Ähnliches durchgemacht und erlebt hatte. Natürlich vertraute ich auch meiner Psychologin. Aber in diesem Fall ging es um etwas anderes. Susanne würde mich eins zu eins verstehen, weil sie wahrscheinlich unter ähnlichen Symptomen gelitten hatte. Davon konnte ich natürlich bei meiner Psychologin nicht ausgehen, weswegen ich mich manchmal dabei erwischte, ihre Ansichten zu hinterfragen. War ihr wirklich klar, wovon ich sprach, wie es mir ging und wie es sich anfühlte? Ich wusste ja mittlerweile, wie schwer es ist, sich in die Lage eines anderen zu versetzen. Wie soll man einen anderen verstehen, wenn man sich selbst manchmal nicht verstehen konnte? Daher wunderte es mich auch nicht, dass es meinem Umfeld nicht leicht fiel, meine Situation zu begreifen. Mein Vater sagte einmal zu mir: »Ich kann es einfach nicht verstehen. Mir fällt es schwer, deine Panikattacken nachzuvollziehen. Aber ich glaube dir natürlich.«

Niemand in meiner Familie hat je an der Ernsthaftigkeit meiner Schilderungen und meinem Zustand gezweifelt. Dafür bin ich überaus dankbar.

Das war bei Susanne ganz anders. Vor allem ihr Freund war von Anfang an der Meinung gewesen, dass sie maßlos übertreiben würde und sich gefälligst zusammenreißen sollte. Schließlich hätte er auch immer viel zu tun und würde nicht gleich zusammenbrechen. Susannes Eltern hatten es ihr auch nicht leichter gemacht. Immer wieder war ihr gesagt worden, dass sie keinen Grund hatte, depressiv zu sein. Ganz im Gegenteil, sie könnte sich glücklich schätzen mit ihrem Leben und sollte dankbar sein dafür, denn die meisten Menschen hätten es schließlich schlechter als sie.

Bei der letzten Beschreibung zuckte ich zusammen. Eigentlich dachte ich auch wie Susannes Eltern. Tagtäglich fragte ich mich, welches Recht ich hatte, mich so zu fühlen. Ich hatte alles, was ich brauchte. Warum war ich nicht glücklich? Auf meine Frage nach einem Grund hierfür antwortete Susanne: »Na ja, das kenne ich. Ich fühlte mich damals immer schlechter und schuldiger, weil ich Probleme hatte, keinen Grund dafür zu haben. Die negative Einstellung mir gegenüber wuchs also. Damit stand ich mir total im Weg. Man muss als Erstes das schlechte Gefühl zulassen und die Beschwerden akzeptieren. Es ist völlig okay, sich mal nicht so gut zu fühlen. Das Leben ist nun mal nicht perfekt und hat seine Höhen und Tiefen. Kämpfe nicht weiter gegen dich an, sondern erforsche, weshalb du dich fühlst, wie du dich fühlst. Dabei kann dir deine Psychologin sicherlich gut helfen.«

Ich war ganz baff und spürte, dass Susanne recht hatte. Nach wie vor fehlten mir die Gründe für meine Depression. Eine Rechtfertigung für mich selbst. Eine Erklärung für mein Umfeld. Vielleicht würde ich das alles am kommenden Wochenende mit meiner Psychologin herausfinden können?

Zuletzt fragte ich Susanne, ob sie immer noch unter wiederkehrenden Panikattacken und Angstzuständen leiden würde, denn ich war mir sicher, dass der Kampf gegen diese Attacken für mich sehr schwer werden würde.

»Ja, ziemlich lange. Die Angst hatte mich manchmal sehr fest im Griff. Deswegen habe ich irgendwann beschlossen, es mit einem Medikament zu versuchen. Es gab ja auch aufgrund meiner Arbeit und den beiden Kindern keine andere Möglichkeit. Ein labiler Dauerausfall passte nicht in unsere Lebensplanung. Die Tabletten halfen mir jedenfalls, ein halbwegs normales Leben zu führen. Daneben habe ich mich natürlich weiterhin mit den Ursachen des Burnouts und der Depression beschäftigt. Das muss man tun, sonst steigt die Gefahr eines erneuten Zusammenbruchs. Ich habe dann über ein Jahr lang intensiv an mir und meinen Lebensumständen gearbeitet. So lange, bis ich das Gefühl hatte, die Ursachen für die Depression verstanden und alle präventiven Maßnahmen umgesetzt zu haben. Ich habe dann langsam mein Medikament abgesetzt und irgendwann brauchte ich auch keine Therapiestunden mehr. Insofern lebe ich heute endlich ohne Angst und ohne Medikamente und bin wieder zufrieden.«

Ich bedankte mich bei Susanne für ihre ehrlichen Worte und versicherte ihr, mich öfter zu melden. Das Gespräch hatte mir sehr gutgetan, ich fühlte mich motivierter und besser. Wenn es Susanne geschafft hatte, würde ich es auch schaffen können. Fast freute ich mich schon auf das bevorstehende Wochenende.

---

*Ich wollte keine Tabletten mehr nehmen. Auch keine Psychopharmaka. Es passte einfach nicht zu mir. Genauso wenig wie der Alkohol. Das waren alles schlechte Angewohnheiten, die sich irgendwann eingeschlichen hatten. Paradox, denn eigentlich war mir ein gesunder Lifestyle schon immer sehr wichtig. Von klein auf hatte ich viel Sport getrieben, mich gesund ernährt, war viel an der frischen Luft und hatte versucht, so wenig Medikamente wie möglich einzunehmen. Meine Masterarbeit hatte ich über die Work-Life-Balance geschrieben. Auch andere Gesundheitsthemen interessierten mich. Ich wollte zurück zu diesem gesunden Lifestyle. Daher entschied ich mich gegen die Einnahme von Psychopharmaka. Glücklicherweise erlaubten es mir meine Lebensumstände. Ich musste keine Familie ernähren und konnte mir leisten, eine Pause einzulegen. Anfangs fiel es mir noch schwer, mein Sparguthaben für meine Gesundheit zu opfern. Für etwas, das man nicht direkt sehen oder messen kann. Aus heutiger Sicht aber war es die beste Investition meines Lebens. Geld allein macht nicht glücklich. Es erleichtert das*

*Leben, aber es beseitigt nicht tief liegende Probleme und Ängste.*

*Ähnliches gilt auch für Psychopharmaka, gegen die ich aber grundsätzlich keine Einwände habe. Im Gegenteil. Ich bin sogar sehr dankbar, dass es sie gibt. Psychopharmaka können vielen Patienten helfen und deren Leben dauerhaft vereinfachen. Vor allem, wenn es die Umstände nicht erlauben, die für eine Erholung nötige Auszeit zu nehmen, hier gibt es nichts zu beschönigen. Die »natürlichere« Variante, für die ich mich entschieden hatte, dauert in der Regel noch einmal länger. Diese Entscheidung war für meine Familie schwer zu akzeptieren. Alle wollten natürlich nur das Beste für mich, weswegen sie sich schnellstmögliche Besserung wünschten. Sie wollten mich wieder lachen sehen. Das wollte ich natürlich auch. Aber ohne Tabletten.*

*Heute weiß ich, dass dieser Weg sehr ungewöhnlich war, vor allem in meinem damaligen Zustand. Ich würde es auch nicht jedem empfehlen, denn ich kam oft an meine Grenzen. Meine Disziplin und mein starker Wille halfen mir, diesen Weg durchzuhalten. Meine Psychologin war ebenso eine große Hilfe. Und auch das Wissen, dass ich Notfalltabletten hatte. Für den Fall der Fälle. Zu keiner Zeit hatte ich Psychopharmaka ganz ausgeschlossen. Ihre Existenz allein hat mir immer ein Gefühl der Sicherheit vermittelt. Mir war klar, dass Psychopharmaka helfen. Aber ich wusste auch, dass sie »nur« die Symptome unterdrücken und die Lebensumstände unberührt lassen, weswegen man häufig »neu eingestellt« werden muss. Ich fand es wichtig, sich den eigentlichen Ursachen eines Burn-outs zu stellen und das Leben gegebenenfalls neu* zu strukturieren und den Verlockungen zu widerstehen, schnellstmöglich in das alte Leben zurückzukehren. Wobei ich von diesen Verlockungen ein Lied singen konnte. Denn tagtäglich wünschte ich mir nichts sehnlicher, als in mein altes Leben zurückzukehren. Mir erschien diese Rückkehr tausendmal einfacher, als etwas zu verändern. Anstatt in mich hineinzuhören, meine Probleme anzuerkennen und meine Lebenseinstellung zu ändern, fühlte ich mich dauerhaft erschöpft und wollte nur in Ruhe gelassen werden. Dennoch fing ich allmählich an, mich mit meinen Zuständen zu beschäftigen und hinzuschauen. Anfangs eher unbewusst, dann immer bewusster. Das Gespräch mit Susanne hatte Neugierde in mir geweckt und viele Fragen aufgeworfen. Ich fühlte mich gestärkter und wollte meinem Burn-out endlich auf den Grund gehen. Heute weiß ich, dass diese Neugierde der Grundstein und die Voraussetzung der kommenden Monate war. Ich wollte Antworten auf meine Fragen, ich wollte verstehen, was passiert war und was ich ändern müsste. Ich war überzeugt davon, dass sich der Nebel in den kommenden Wochen lichten würde.

# Meine zehn wichtigsten Einsichten:

- Ich kann nicht vor mir selbst weglaufen, denn die Wahrheit trage ich immer in mir.
- Es gibt keinen Fortschritt ohne Veränderung.
- Manchmal besteht der richtige Weg nicht darin durchzuhalten, sondern loszulassen.
- Es sind vor allem die Schattenseiten des Lebens, hinter denen sich Wachstum verbirgt. Denn Schwächen lassen sich in Stärken umwandeln.
- Als Perfektionistin hatte ich Angst davor, Fehler zu machen. Wer aber Angst hat, etwas zu tun, wird bald nichts mehr tun.
- Es gibt keine Symptome ohne Ursachen.
- Ich muss mich niemandem gegenüber rechtfertigen außer vor mir selbst.
- Glück kann nicht verschrieben oder gekauft werden.
- Meine Fragen sind mir zu meinen Wegweisern geworden.
- Ich kann eine Diagnose erst dann verstehen, wenn ich sie selbst durchlebt habe.

*Man muss bereit sein, sich von dem Leben zu lösen, das man geplant hat, damit man das Leben findet, das auf einen wartet.*

**Oscar Wilde**

# Ein lehrreiches Wochenende
## *Erste Einblicke*

Das Wochenende verbrachten meine Psychologin und ich in einem kleinen Ort in der Nähe meines Zuhauses. Uns standen zwei intensive Tage bevor, gefüllt mit den unterschiedlichsten Aktivitäten. Wir würden über bestimmte Themen sprechen, zusammen spazieren gehen, einzelne Übungen ausprobieren und die Tage mit einer Trance ausklingen lassen.

Ich erwartete nichts, ganz nach dem Motto: Wer nichts erwartet, wird nicht enttäuscht. Trotzdem hoffte ich insgeheim, nach dem Wochenende zu einer positiveren Einstellung gelangt zu sein.

Die ersten Stunden verbrachten wir damit, über meinen momentanen Zustand zu sprechen. Wir redeten über meine Ängste und Hoffnungen, Fortschritte und Rückfälle, was ich vielleicht hätte besser machen können und was schon ganz gut funktionierte. Anschließend berichtete ich von dem Gespräch mit Susanne und den Fragen, die sich für mich daraus ergeben hatten. Ich blickte auf die Liste mit den Notizen, die ich mir in den letzten Tagen wegen meiner immer noch vorhandenen Vergesslichkeit gemacht hatte:

»Was rechtfertigt meinen momentanen Zustand? Ich habe alles, was ich brauche und sollte mich eigentlich glücklich schätzen. Weshalb bin ich es nicht?«

Meine Psychologin antwortete nach einer kurzen Denkpause: »Materiell haben Sie vielleicht alles, aber wie sieht es denn emotional aus? Haben Sie sich zum Beispiel schon mal Gedanken zur Trennung Ihrer Eltern gemacht?« Ich wusste überhaupt nicht, was diese Frage mit meiner jetzigen Situation zu tun haben sollte, antwortete ihr aber ehrlich: »Nein, das habe ich nicht.«

Tatsächlich hatte ich mir seit dem Tag, an dem mein Vater ausgezogen war, keine Gedanken mehr zu diesem Thema gemacht. Weshalb auch, es war, wie es war. Meine Eltern hatten sich getrennt und ich hatte nichts dagegen tun können. Dass eine Trennung für ein Kind so überwältigend sein kann, dass es unbewusst den Schmerz verdrängt, anstatt ihn auszuleben, war mir nicht klar. War ich deshalb als Kind so ernst gewesen? Hatte mich deshalb meine Mutter immer mal zum Lachen ermutigt? Mir fiel ein, dass ich oft von Fremden gefragt worden war, ob alles in Ordnung sei. Offensichtlich aufgrund eines traurigen und erschöpften Blicks. War ich schon seit Langem unglücklich? Ich erinnerte mich an Situationen, in denen ich mich niedergeschlagen fühlte, obwohl es keinen richtigen Grund gegeben hatte: Reitturniersiege, Musik, das Zusammentreffen der Familie, während der ausgelassenen Stimmung eines Feuerwerks.

Irgendwann hatte ich angefangen, emotional schwierige Situationen zu meiden, hatte nur noch an wenigen Festlichkeiten teilgenommen, kaum noch Musik gehört, mich von meiner Familie zurückgezogen. Auch der Abschlussfeier meiner Universität, bei der ich eine Auszeichnung für den besten Masterabschluss meines Jahrgangs bekommen sollte, war ich ferngeblieben. War das eine Strategie, die ich unbewusst seit meiner Kindheit angewandt hatte? War ich bestimmten Situationen aus dem Weg gegangen, um keinen Schmerz empfinden zu müssen? Wie damals, als sich meine Eltern getrennt hatten? Hatte der stellvertretende Chefarzt der Klinik vielleicht doch recht gehabt, als er meinte, ich müsse zurück in meine Kindheit, in meine Vergangenheit, um die Hintergründe meines Burn-outs zu verstehen? Ich war mir nicht sicher, was ich meiner Psychologin antworten sollte und fragte stattdessen: »Wie lange dauert es, sich von einem Burn-out zu erholen? Im Internet konnte ich keine klare Antwort finden.«

Nach einer kurzen Pause fragte sie zurück: »Seit wie vielen Jahren leiden Sie denn schon unter Schlafproblemen? Seit wann trinken Sie regelmäßig Alkohol und schlucken Beruhigungstabletten?«

Ich überlegte. Die ersten schlaflosen Nächte hatte ich in Ungarn während meines Masterstudiums. Nächtelang hatte ich nicht richtig schlafen können, obwohl ich todmüde war. Deshalb hatte ich begonnen, Schlaftabletten zu nehmen. Deren Nebenwirkungen waren aber mit der Zeit so stark geworden, dass ich auf Beruhigungsmittel und Alkohol umstieg. Das war mittlerweile über drei Jahre her. Meine Psychologin fuhr fort: »Sie können nicht erwarten, dass Ihr Burn-out von heute auf morgen verschwindet. Der Burn-out ist wie ein gebrochenes Bein, das Zeit zur Heilung braucht. Nur weil Ihre Krankheit nicht sichtbar ist, heißt das noch lange nicht, dass Sie schneller gesund werden. Sie werden nichts erzwingen können. Vertrauen Sie stattdessen darauf, dass alles zu seiner Zeit passieren wird.«

Da war er wieder, der Lieblingssatz meiner Psychologin: Alles zu seiner Zeit. Ich hatte aber nicht unendlich Zeit, schließlich musste ich zurück zu meiner Arbeit und wollte auch wieder meinen Freund in Schweden besuchen. Auch wenn ich mir eine Flugreise noch nicht vorstellen konnte. Zu tief saß der Schock der Panikattacke des letzten Fluges.

Meine Psychologin riss mich aus meinen Gedanken. »Macht Ihnen Ihre Arbeit eigentlich Spaß?«

Ich überlegte. Nein, Spaß machte mir die Arbeit eigentlich nicht, auch wenn ich ein sehr nettes Team hatte. Trotzdem war ich mittlerweile wieder an dem Punkt angekommen, an dem mir langweilig wurde und ich keinen Sinn in meiner Tätigkeit sah. Das Gefühl kannte ich gut, es hatte sich schon oft eingestellt. »Vielleicht haben Sie einfach noch nicht das Richtige gefunden«, sagte meine Psychologin. »Woran hätten Sie denn Interesse?«

Die Frage traf meinen wunden Punkt. Fast täglich stellte ich mir diese Frage und war bisher noch zu keinem Ergebnis gekommen. Ich liebte Pferde, Gesundheitsthemen interessierten mich, gerne hätte ich mit einem besseren Durchschnitt meiner Abiturnote Psychologie studiert. Aber mit diesen Neigungen hätte man nicht den notwendigen Lebensunterhalt verdienen können. So war ich der Annahme, dass mir das Leben auf meinem Weg zum Glück etliche Steine in den Weg gelegt hatte.

Meine Psychologin erwiderte: »Vielleicht ist ›viel Geld‹ und ›eine gute Position‹ nicht unbedingt das, wonach Sie suchen sollten. Stellen Sie sich vor, Sie könnten ganz frei entscheiden, was Sie gerne arbeiten würden. Abgesehen von Gehalt und Titel, was wäre Ihr Traumberuf?«

Ich wusste sofort, was ich nicht wollte, nämlich tagtäglich acht Stunden vor dem PC zu sitzen. Denn dabei hatte ich mich oft eingesperrt und unruhig gefühlt und den nachmittäglichen Spaziergang ersehnt. Einfach raus in die Natur. Weg von Computern, läutenden Telefonen, stundenlangen Meetings und vielen Menschen. Ich hatte immer nur weg gewollt, ohne Grund und Ziel. Es war frustrierend, keine konkrete Vorstellung vom »besten Job der Welt« zu haben, keiner »Lebensaufgabe« nachzugehen. Vielleicht hatte ich deswegen all die Jahre nur nach Titeln und Gehalt gesucht. Meine Psychologin schaute auf die Uhr und schlug eine Pause vor. Das kam mir gelegen, denn ich war angestrengt und hungrig.

~~~~~~~~

*Noch nie hatte ich innerhalb so kurzer Zeit so viel über mich gelernt. Ich wurde neugierig und wollte mehr über mich erfahren. Ich wollte tiefer gehen, hatte aber immer noch Angst. Angst vor dem, was sich unter der Oberfläche befinden könnte. Angst vor dem Unbekannten.*

*Das Gespräch mit meiner Psychologin war äußerst aufschlussreich gewesen, aber es hatte mich auch angestrengt. Vor allem als es um meine Arbeit gegangen war, wäre ich am liebsten aufgestanden und davongelaufen. Es frustrierte mich, über dieses Thema zu sprechen, zumal ich mir seit Jahren tagtäglich den Kopf darüber* zerbrochen hatte, ohne Ergebnis. Meine Psychologin hatte meinen wunden Punkt getroffen und irgendwie eine »private Grenze« überschritten. Sie hatte mich »erwischt« und ich fühlte mich gekränkt. Dass ich einfach noch nicht das Richtige gefunden hatte, war mir bereits bekannt, das brauchte ich nicht von ihr zu hören. Keine Frage, eine Antwort hätte ich gebraucht! Heute weiß ich, dass es nicht die Aufgabe eines Psychologen ist, eine fertige Lösung zu präsentieren. Man muss selbst zu seinen Einsichten kommen, seine Ängste und Probleme erkennen und eigene Antworten finden. Was nicht heißt, dass Psychologen überflüssig sind. Ganz im Gegenteil. Ein Psychologe unterstützt dabei, Probleme zu verstehen, Antworten zu finden und Unbewusstes bewusst zu machen. Ohne meine Psychologin wäre ich nicht da, wo ich heute bin.

Hätte meine Psychologin mir während unserer ersten Sitzung gesagt, dass mehr als nur Berufsstress meinen Burn-out verursacht hatte, hätte ich sie wohl für verrückt erklärt. Vielleicht hätte ich sogar die Klinikleitung gebeten, mit einer anderen Psychologin arbeiten zu können. Ich war felsenfest davon überzeugt, dass ein Burn-out nur durch Arbeitsüberlastung bedingt wäre, mehr nicht. Mittlerweile verstand ich aber sehr gut, dass mein Burn-out verschiedene Ursachen hatte. Wie zum Beispiel unterdrückte Emotionen und falsche Überzeugungen, die mich zurückhielten, meinen wahren Interessen nachzugehen. Überzeugungen wie »Das Leben ist kein Ponyhof«, »Jedem werden Steine in den Weg gelegt«, »In der Gesundheitsbranche wird schlecht bezahlt«, »Ich muss zu jeder Zeit stark sein«, »Ich muss für andere da sein« und »Für mich gibt es einfach nicht den richtigen Job«.

*In den kommenden Wochen würde ich lernen, meine Einstellungen zu hinterfragen und zu ändern.*

*Meine Psychologin redete nichts schön, sie forderte mich heraus und teilte mir ihre Einschätzungen und Ansichten offen und ehrlich mit. Sie stellte mir die Fragen, die ich nicht hören wollte, sie redete über Fakten, die ich nicht länger verleugnen konnte und sie benutzte Beispiele, die ich nachvollziehen konnte. Sie hörte zu, erzählte und fragte. Trotzdem war es schwierig, mich von einigen ihrer Positionen zu überzeugen, da ich sehr stur und auch besserwisserisch war. Ich sah, was ich sehen wollte und lief mit Scheuklappen durch mein Leben. Für die Ärzte war das damals eine ziemliche Herausforderung. Für meine Psychologin auch. Zwar verstand ich mittlerweile ganz gut, dass meine Krankheit gewisse Hintergründe hatte. Skeptisch war ich aber immer noch. Ich begriff nur theoretisch, dass ich mir als Kind womöglich angewöhnt hatte, Emotionen zu unterdrücken. Ich konnte mich aber selbst nicht in dieser Rolle sehen. Ich konnte die eventuell vorangegangene Trauer und den Schmerz nicht nachempfinden, obwohl ich eigentlich ein emotionaler Mensch war und bin. Für einen Außenstehenden musste ich wohl distanziert und kühl wirken. Das war aber nicht meine Natur, denn ich reagierte stark auf Reize, Sorgen, Ängste und Gefühle anderer Menschen. Allerdings hatte ich diese tiefen Emotionen immer irgendwie für mich behalten, »heruntergeschluckt«, da ich es nicht anders gelernt hatte. In meiner Familie wurde generell selten über Gefühle gesprochen. Auf der anderen Seite hatte ich eine Mauer um mich herum errichtet. Meine Emotionen zum Vorschein zu bringen, das war die größte Herausforderung, nicht nur für* mich, sondern auch für meine Psychologin. Immer noch hatte ich meine »Maske« auf, unterdrückte meine Gefühle und schütze mich vor negativen Emotionen. Oft war ich kurz davor, in Tränen auszubrechen und meiner Psychologin mein Herz auszuschütten. Ich hatte mich aber jedes Mal in letzter Sekunde dagegen entschieden, riss mich zusammen und lächelte. Ich hatte immer noch Angst davor, mich fallen zu lassen, verletzlich zu sein. Mich in einem anderen Licht zu sehen. Ich zu sein. Heute weiß ich, dass negative Gefühle nicht tabuisiert werden sollten, da unterdrückte Gefühle krank machen und dem Leben die positive Intensität nehmen können.

Eine Psychotherapie, das sieht man an meinem Fall, verläuft sehr individuell und nicht ohne Komplikationen. Es dauert unterschiedlich lange, sich gegenseitig kennenzulernen, Vertrauen aufzubauen, sich emotional zu öffnen und zu den richtigen Einsichten und Lösungen zu gelangen. Alles zu seiner Zeit, wie meine Psychologin immer so schön sagte. Innerhalb dieses Prozesses gibt es dann kein Richtig oder Falsch, kein Schnell oder Langsam und keine Standardlösung. Die Therapie kann anstrengend und frustrierend sein. Sie kann aber auch Spaß machen und befreien. Für mich war jede Therapiestunde ein Gewinn und ein weiterer Meilenstein in meiner Entwicklung. Jedes Gespräch, jeder Schmerz, jeder Fortschritt, jeder Rückfall, jedes Lachen und jede Träne. Heute bin ich überaus dankbar, dass ich nicht den Weg in die Klinik, sondern das Wochenende mit meiner Psychologin wählte. Die anfängliche Skepsis war nach zwei Tagen verflogen. Ich war mehr und mehr überzeugt, den richtigen Weg zu beschreiten.

Ich musste wohl eingeschlafen sein. Denn als ich meine Augen öffnete, stand meine Psychologin vor mir und sagte mit sanfter Stimme: »Es ist Zeit, aufzustehen und spazieren zu gehen.«

Halb verschlafen zog ich meine Schuhe an und warf meine Jacke über. Ich wusste nicht, wie lange ich geschlafen hatte, fühlte mich aber ausgeruht und motiviert, mehr über mich zu erfahren. Wir spazierten los in Richtung Wald. Dieses Mal hatte ich keine Angst, denn schließlich hatte ich meine »Notfalltablette« dabei, meine Psychologin.

Es war ein schöner Sommertag und es duftete nach frisch gemähten Wiesen. Ich stellte fest, dass ich schon immer das Landleben geliebt hatte. Vor allem die Ruhe und Natur, in der ich mich immer wohl und ausgeglichen fühlte. Das war in der Großstadt ganz anders gewesen. Als ich ein halbes Jahr in Berlin lebte, wurde mir zum ersten Mal bewusst, dass ich für das Großstadtleben nicht gemacht war. Ich hatte täglich das saftige Grün vermisst, die frische Landluft, das Vogelgezwitscher und die Weite. In der Stadt war mir alles grau erschienen, hektisch und laut. Ich hatte mich eingesperrt, gestresst und einsam gefühlt. Seitdem zog ich das Dorf und die Kleinstadt dem Großstadtleben vor.

Daher fühlte ich mich auch auf unserem Nachmittagsspaziergang ruhig und ausgeglichen, obwohl der Vormittag alles andere als entspannend gewesen war. Meine Psychologin redete gerade darüber, wie wichtig es sei, sich mit den eigenen Gedanken zu befassen. Vor allem den negativen. Auch wollte sie mir im Laufe des Nachmittags demonstrieren, wie ich meine

Gedanken steuern und mich dem negativen Gedankenkarussell entziehen könnte.

Wir begannen mit der ersten Übung. Sie bat mich stehen zu bleiben, meine Augen zu schließen und mich auf mein Umfeld zu konzentrieren. Welche Geräusche konnte ich wahrnehmen? Welche Gerüche? War mir warm oder kalt? Wie fühlte sich der Boden unter meinen Füßen an? Ich schloss meine Augen und nahm einige tiefe Atemzüge. Entfernt konnte ich das Plätschern eines Baches vernehmen. Auch hörte ich einzelne Vögel zwitschern. Ich nahm den Geruch von feuchter, nasser Erde und Baumnadeln wahr. Ich spürte festen Untergrund unter meinen Schuhen und die kühle Luft auf meiner Haut. Plötzlich richtete sich mein Fokus auf meinen Herzschlag. Schlug mein Herz im richtigen Takt? Setzte es nicht nach jedem dritten Schlag aus? Hatte meine Psychologin ein Handy für einen eventuellen Notfall? Ich hatte mein Telefon nämlich im Hotelzimmer liegen lassen. Würde hier überhaupt ein Hubschrauber landen können? Mitten im Wald? Wo war das nächstgelegene Krankenhaus? Erschrocken öffnete ich meine Augen. Meine Psychologin hatte wohl nichts von alldem mitbekommen, denn sie war langsam weitergelaufen. Unruhig holte ich sie ein, lief jedoch deutlich langsamer als zuvor. Ich wollte mein Herz entlasten.

Eine Zeit lang liefen wir schweigend nebeneinander her. Ich versuchte, meine Gedanken zu sortieren und mich auf mein Umfeld zu konzentrieren. Es gelang mir aber nicht. Immer wieder schweifte ich zu meinem Herzen ab. In der Ferne sah ich eine Bank und schlug vor, eine Pause einzulegen. Ich schob es auf meine Periodenkrämpfe, die ich in Wirklichkeit gar nicht hatte. Denn schon zum zweiten Mal in meinem Leben war meine Monatsblutung einfach ausgeblieben. Das beunruhigte mich aber nicht, denn eine Schwangerschaft konnte ich mit Sicherheit ausschließen. Alles Weitere würde sich schon wieder einrenken.

Wir setzten uns auf die Bank. Mein Blick fiel auf ein junges Pärchen, das frisch verliebt an uns vorbeitänzelte. Ich vermisste meinen Freund. Deshalb musste ich jetzt auch alles dafür tun, wieder gesund zu werden. Die Stimme meiner Psychologin riss mich aus meinen Gedanken. Sie wollte mit der nächsten Übung beginnen. Auch dieses Mal sollte ich meine Augen schließen und einige tiefe Atemzüge nehmen. Anschließend sollte ich meine Gedanken wahrnehmen. Aber nur wahrnehmen, nicht interpretieren. Ich sollte versuchen, mich von außen zu betrachten, wie eine Art Beobachter meiner selbst.

Ich schloss meine Augen und beobachtete meine Gedanken. Ich nahm wahr, dass mein Fokus weiterhin auf meinem Herzen lag und den möglichen Folgen eines Herzinfarktes. Wer würde auf meine Geschwister aufpassen, auf meine Eltern und meinen Hund? Ich konnte meinen Freund weinen sehen, ebenso wie meine beste Freundin. Ich malte mir gerade das Worst-Case-Szenario aus, als meine Psychologin fragte: »Woran haben Sie in den letzten drei Minuten gedacht?«

Ich antwortete: »An das Pärchen, das soeben an uns vorbeigelaufen ist. Dann dachte ich noch an meinen Freund in Schweden und fragte mich, was er wohl gerade tut.«

Das war natürlich gelogen. Ich wollte meiner Psychologin nicht von den Herzproblemen erzählen, denn ich war mir nicht ganz sicher, ob ich wirklich Herzprobleme hatte. In letzter Zeit hatte ich mir oft etwas eingebildet, was nicht existierte. Deshalb beschloss ich, zuerst zum Arzt zu gehen, bevor ich überhaupt mit jemandem darüber sprechen würde.

Glücklicherweise war meine Psychologin schon bei der Erklärung der nächsten Übung. Ich sollte mir einen blauen Himmel mit vorüberziehenden Wolken vorstellen. Diese Wolken stünden für meine Gedanken. Erneut schloss ich meine Augen und stellte mir eine große, weiße Wolke vor. Ich schrieb das Wort »Herz« auf die Wolke, das meine momentanen Gedanken symbolisieren sollte. Ich wollte die Wolke gerade vor meinem geistigen Auge vorbeiziehen lassen, als ich mich plötzlich wieder im Flugzeug auf dem Weg nach Schweden sah. Meine linke Brust schmerzte und ich hatte panische Angst. Sofort öffnete ich meine Augen. Nein, diese Übungen waren nichts für mich. Das teilte ich meiner Psychologin auch mit, worauf sie mir antwortete: »Diese Reaktion überrascht mich überhaupt nicht, ganz im Gegenteil. Ich habe sogar damit gerechnet. Es dauert einfach, bis man die Kontrolle über seine Gedanken zurückgewinnt und aktiv seine Gedanken steuern kann. Das ist reine Übungssache, ich musste es auch erst lernen. Ich zeige Ihnen diese Übungen, damit Sie sie zu Hause üben können. So lange, bis es Ihnen gelingt. Und das wird es, davon bin ich überzeugt. Ich finde aber auch wichtig, dass wir uns Ihre Gedanken genauer anschauen. Am besten fertigen Sie eine Liste mit Ihren täglichen Gedanken an. Positive wie auch negative Gedanken sollten sich darauf finden. Beobachten Sie sich die nächsten Tage und schreiben Sie bitte auf, was Ihnen in den Kopf kommt. Egal, was es ist. Diese Liste bringen Sie dann zu unserem nächsten Treffen mit.«

Wir gingen langsam zurück, um den Tag mit einer Trance ausklingen zu lassen. In der Trance gelang es mir immer, meine Gedanken abzuschalten. Die Stimme meiner Psychologin beruhigte mich. Sie bot mir einen Anhaltspunkt, auf den ich mich konzentrieren konnte. Jede Trance-Einheit fing mit einem sogenannten Körperscan an, mit dem mich meine Psychologin mit leisen Worten durch meinen Körper führte. Oft schlief ich währenddessen schon ein, was aber nicht weiter schlimm war, denn mein Unterbewusstsein war weiterhin anwesend, um den Anweisungen zu folgen.

Zum Abendessen gönnte ich mir ein Glas Wein. Meine Psychologin würde es mir nicht übel nehmen und schließlich hatte ich es mir auch verdient. Es blieb aber auch bei diesem einen Glas Wein, denn ich hatte einen weiteren anstrengenden Tag vor mir und wollte früh schlafen gehen. Ich ging auf mein Zimmer, legte mich ins Bett und schrieb meinem Freund eine Gute-Nacht-SMS. Ich würde ihn morgen aus dem Auto anrufen. Ich knipste das Licht aus und schloss meine Augen. Da lag ich wieder. In der Dunkelheit. Und komplett allein. Es war still und ich fühlte mich fremd. Ich schaltete die Nachttischlampe wieder ein und beschloss, mit Licht zu schlafen. Das hatte mich schon oft beruhigt. Tatsächlich schlummerte ich ein. Keine zwei Stunden später riss mich Panik aus meinem Schlaf. Ich sprang aus dem Bett, lief ins Badezimmer. Ein ängstliches Gesicht blickte mich aus dem Spiegel an. Ich ging zurück in das Schlafzimmer, lief auf und ab und versuchte Ruhe zu bewahren. Vielleicht sollte ich Alexander anrufen? Nein, dieses Mal würde ich es allein schaffen! Ich wusste schließlich, was das hier war und dass es bald vorbei sein würde. Ich legte mich unter die Bettdecke und schloss die Augen. »Bitte, lass es einfach vorbei sein«, hoffte ich. Einige Minuten später musste ich gähnen. Ich hatte es überstanden! Ohne jemanden anrufen zu müssen. Ein bisschen stolz war ich schon. Meine Gedanken wurden ruhiger, mein Körper entspannte sich. Erschöpft schlief ich ein.

~~~~~~~~

*Zu diesen wiederkehrenden Panikattacken kam die stete Sorge um mein Herz. Anfangs waren es nur Ängste um die Herzgesundheit. Später kamen wirkliche Symptome dazu. Stechen in der Brust. Ziehen im linken Arm. Schmerzen im Unterkiefer. Atemnot und Herzrasen. Manchmal war es so schlimm, dass ich nicht mehr spazieren gehen konnte, keinen Sport mehr trieb und nur ganz bestimmte Lebensmittel zu mir nahm, um mein Blut zu verdünnen. Ob ich damals eine Herzphobie hatte, weiß ich nicht, denn ich erzählte niemandem davon. Noch nicht einmal meiner Psychologin. Inzwischen wusste ich nämlich, wie mächtig die Psyche sein konnte und dass meine verrücktspielte. Ich konnte kaum noch zwischen*

*Einbildung und Realität unterscheiden. Ob ich allein war oder nicht, spielte dabei fast keine Rolle. Sogar in Begleitung meiner Psychologin achtete ich immer wieder auf den Schlag meines Herzens. Ich kaufte mir einen Blutdruckmesser und prüfte täglich meinen Puls und Blutdruck. Ich ging zu Ärzten, ließ mein Herz untersuchen und landete erneut in der Notaufnahme, weil ich über Brustschmerzen klagte. Mein Herz war gesund, mein Verstand aber nicht. Immer noch nicht.*

*Dennoch machte ich sehr langsame Fortschritte. Und irgendwann gelang es mir, meine Angst von außen zu betrachten. In dem Moment realisierte ich, dass das, was gerade in mir passierte, keine körperlichen Beschwerden waren. Dass es »nur« eine Panikattacke war und ich nicht sterben würde. Dass es bald vorüber sein würde, weil ich bereits zu gähnen angefangen hatte. Anstatt meinen Freund anzurufen, legte ich mich unter die Bettdecke und versuchte, Ruhe zu bewahren. Nach zehn Minuten war es vorbei.*
*Im Laufe der Zeit fand ich eine passendere Methode, als mich unter die Bettdecke zu verkriechen. Meine Rettung war ein Fläschchen Pfefferminzöl, das ich immer bei mir trug. Wenn ich auch nur den geringsten Anflug von Panik verspürte, öffnete ich das Fläschchen und roch mit tiefen und regelmäßigen Atemzügen daran. Gleichzeitig schloss ich meine Augen und versuchte, mich auf den Duft zu konzentrieren. Ich entschied mich bewusst für Pfefferminzöl, da es belebend wirkte und gleichzeitig Kopfschmerzen lindern konnte. Ich litt nämlich nach wie vor unter ständig auftretenden Kopfschmerzen. Statt an Pfefferminzöl zu riechen hätte ich aber auch Gegenstände*

zählen, singen, malen oder tanzen können. Wichtig war, dass ich durch Ausprobieren eine Methode finden konnte, die sich als zuverlässig und wirksam bei der Bewältigung der Attacken herausstellte. Irgendwann stellte ich auch fest, dass bestimmte Umstände einer Panik zuträglich waren. Vor allem dunkle und enge Räume trugen dazu bei. Auch Koffein und Alkohol waren abträglich. Wobei ich gelegentlich immer noch ein Gläschen Wein trank und die daraus resultierenden Attacken in Kauf nahm. So lernte ich zwar, immer besser mit den Panikattacken umzugehen, aber verschwunden waren sie noch lange nicht.

*Ich begriff, dass es wichtig war, sich mit seinen Gedanken auseinanderzusetzen und sie beruhigen und steuern zu können. Die Empfehlungen meiner Psychologin zu diesem Thema waren auch plausibel, aber ich konnte sie noch nicht vollständig umsetzen. Ganz nach dem Motto: Lernen ist nicht gleich verstehen.*

Zudem machten sich weitere negative Gedanken bemerkbar. Denn je mehr ich das allbekannte Hamsterrad verließ und zur Ruhe kam, desto mehr Zukunftsängste, Selbstzweifel und Sorgen krochen in mir hoch. Und diese Gedanken und Ängste sollte ich innerhalb von wenigen Minuten von außen betrachten und ruhigstellen können? Wie sollte ich das schaffen? Ich war einfach noch nicht so weit. Was letztlich auch völlig normal war, denn die Psychotherapie ist ein Prozess, in dem vieles auf Anhieb funktioniert, einiges aber auch nicht. Mich frustrierte, manche Übungen abbrechen zu müssen. Denn eigentlich hatte ich nie schnell aufgegeben. Plötzlich scheiterte ich an den kleinsten Aufgaben. Ich hatte die Perfektionistin in mir noch nicht aufgegeben und stand mir weiterhin im

*Weg. Ich war nach wie vor zu ungeduldig und wollte zu viel auf einmal. Alles zu seiner Zeit, Sophie. Alles zu seiner Zeit!*

*So sehr ich mich zeitweise auf meine körperlichen Symptome fixierte, so wenig störte mich das Ausbleiben meiner Periode. Dass dies ein typisches Anzeichen von zu viel Stress sein konnte, wusste ich damals nicht. Mein Hormonhaushalt war gestört und aus dem Gleichgewicht geraten. Wie damals, als ich vierzehn Jahre alt war und zu wenig gegessen hatte. Es waren aber nicht nur meine Hormone, auch Botenstoffe wie der Serotoninspiegel und weitere relevante Blutwerte wichen von der Norm ab. Mit meiner Psyche war auch mein Körper außer Balance geraten.*

～～～

Trotz Panikattacke fühlte ich mich ausgeschlafen und ermutigt. Aufgeregt erzählte ich meiner Psychologin von dem nächtlichen Vorfall und dass es mir gelungen war, die Attacke von außen zu betrachten. Sie freute sich für mich und gratulierte mir zu meinem Erfolg. Einen ersten großen Schritt war ich bereits vorangekommen.

Meine Psychologin hatte sich zum gestrigen Tag Notizen gemacht, die wir in den kommenden Stunden besprechen würden. Neugierig setzte ich mich auf den Stuhl, als bereits ihre erste Frage kam: »Hatten Sie vor Ihrem Burn-out schon einmal ängstliche Gedanken?«

Ich überlegte. Ja, das hatte ich. Seit meiner Kindheit hatte ich immer mal wieder Phasen, in denen ich

Ängste entwickelte. Lange Zeit hatte ich das für mich behalten, bis es einfach nicht mehr ging. Heulend war ich zu meiner Mutter gelaufen und hatte ihr von meinen Todesängsten erzählt. Ängste, dass mir oder meinen Nächsten etwas Schlimmes zustoßen würde. Jegliche Filme, in denen gestorben und der Tod gezeigt wurde, lösten diese Gefühle in mir aus. Meine Mutter hatte mir daraufhin eine Vielzahl an Büchern über Nahtoderfahrungen und ein Leben nach dem Tod besorgt. Ich war einundzwanzig Jahre alt, als ich begann, mich mit diesen Themen zu beschäftigen.

»Fällt Ihnen auf, dass Sie sich damals schon mit Ihren Ängsten aktiv auseinandersetzten, indem Sie diese Bücher lasen? Unterbewusst taten Sie genau das Richtige, Sie schauten hin«, erwiderte meine Psychologin.

Sie hatte recht. Ich hatte damals tatsächlich hingeschaut. Die Bücher hatten meine Fragen beantwortet, meine Sorgen entschärft und meine Ängste beruhigt, sodass mein Grundvertrauen zurückkehren konnte. Mein Leben war danach mehrere Jahre angstfrei verlaufen, bis kurz vor meinen Burn-out. Da waren alle Ängste plötzlich wieder da. Und noch viele mehr. Skeptisch fragte ich: »Weshalb kamen die Ängste zurück, obwohl ich damals hinschaute?«

Als ob sie die Frage erwartet hatte, antwortete sie mir: »Weil Sie nicht richtig hinschauten. Sie haben damals nur an der Oberfläche gekratzt, anstatt die eigentlichen Ursachen zu bearbeiten. Deshalb konnten die Ängste auch wieder zurückkommen. Wenn man nur an der Oberfläche kratzt, werden die Ängste lediglich beruhigt. Aber nicht aufgelöst. Die Ängste kehren dann vor allem in schwachen Momenten zurück, wie es bei Ihnen der Fall war und ist. Deshalb motiviere ich Sie zum Hinschauen. Und dieses Mal richtig. Denn mittlerweile haben Sie eine Vielzahl von Ängsten angesammelt und sollten sie ein für alle Mal loswerden. Damit Sie befreiter leben können. Wenn Ihnen damals Bücher helfen konnten, dann sollten Sie vielleicht jetzt auch wieder mit dem Lesen anfangen. Das kann Ihnen sehr guttun.«

Das war keine schlechte Idee! Gleich morgen früh würde ich in die Buchhandlung gehen und mir einige Bücher besorgen. Aber zu welchen Themen? Angst? Depression? »Art und Themen der Bücher entscheidet Ihre Interessenlage. Sie gehen am besten in einen Buchladen und lesen sich die Rückseiten verschiedener Bücher durch. Welche Bücher zu Ihnen passen, werden Sie relativ schnell merken«, ergänzte meine Psychologin.

Das klang nach einem Erfolg versprechenden Plan. Damit hätte ich auch wieder eine Beschäftigung für zu Hause. Ich hatte auch schon überlegt, die Gunst der Stunde zu nutzen und mich bei Firmen zu bewerben, meinen Job zu wechseln und etwas Neues auszuprobieren. Davon war meine Psychologin allerdings nicht überzeugt: »Gestern haben wir doch erst darüber gesprochen, dass Sie eigentlich gar nicht so richtig wissen, was Ihre Lebensaufgabe ist. Lassen Sie sich Zeit. Wenn Sie aufhören zu suchen, dann kommt oft das Richtige. Sie sollten keine schlechten Erfahrungen mehr machen, das wäre für Sie kontraproduktiv. Wer zwingt Sie überhaupt, jetzt sofort weiterzumachen?«

Ja, wer zwang mich überhaupt? Mein schlechtes Gewissen, nahm ich an, sonst niemand. Sie hatte recht. Trotzdem fragte ich mich, ob es nicht besser wäre, schlechte Erfahrungen zu machen anstatt keine? Ich würde das Thema noch einmal ansprechen, aber nicht heute. Es war nämlich kurz vor zwölf Uhr und wir würden bald eine Mittagspause einlegen. Davor wollte ich noch den Plan für die kommenden Wochen besprechen.

Ein wichtiges Thema für mich war die Ernährung. Ich hatte schon immer gern gekocht, auch wenn man mir das nicht unbedingt ansah. Über die letzten Monate hatte ich zehn Kilo abgenommen und sah alles andere als gesund aus. Ich aß generell wenig, aber ernährte mich grundsätzlich gesund. Egal, wie spät ich nach Hause gekommen war, stets hatte ich mir eine frische Mahlzeit zubereitet. Das Kochen und der Einkauf von Lebensmitteln waren für mich schon immer eine Art Meditation, bei der ich mich ruhig und entspannt fühlte. In letzter Zeit hatte ich allerdings Frühstück und Mittagessen stark vernachlässigt. Bevor ich in die Klinik gekommen war, hatte mein Frühstück aus einem Liter Kaffee und mein Mittagessen aus zwei Scheiben Vollkornbrot bestanden. Gleichzeitig hatte ich viel Sport getrieben.
 Meine Psychologin nahm einen Stift zur Hand und schrieb eine mathematische Gleichung auf ein Blatt Papier:

$$\text{Energiebedarf} > \text{Energiezufuhr} \neq \text{genug Energie}$$

Obwohl ich nie gut in Mathe gewesen war, verstand ich genau, was sie meinte.

Ich hatte mich nicht mit ausreichend Energie versorgt. Mein Körper lief auf Sparflamme und mein Immunsystem war angegriffen, was meine Magenprobleme durch Candida-Pilze und andere Symptome erklärte. Ich musste auf jeden Fall wieder reichlich frühstücken und regelmäßig und bewusster essen. Ganz nach dem Motto: Frühstücken wie ein Kaiser, Mittagessen wie ein König und Abendessen wie ein Bettler. Auch sollte ich versuchen, mehrere warme Mahlzeiten in kleineren Portionen zu mir zu nehmen, was den Verdauungstrakt entlasten würde.

Zur Unterstützung sollte ich noch einige Nahrungsergänzungsmittel und Vitamine nehmen, wie zum Beispiel Ashwagandha, Vitamin-B-Komplex, Probiotika, Selen und chinesische Kräuter. Außerdem empfahl mir meine Psychologin zusätzliche Akupunkturbehandlungen. Sie überreichte mir die Nummer eines Heilpraktikers in der Nähe, der sich auf Burn-out spezialisiert hatte. Zwar machte mir der Gedanke an Nadeln Angst, ich wollte es aber ausprobieren. Generell war ich mittlerweile zu allem bereit, denn ich wollte einfach wieder gesund werden.

Ich sollte weiterhin mit meinen Gedanken arbeiten und versuchen, sie zu beruhigen. Die Liste, über die wir am Vortag gesprochen hatten, wie auch die empfohlenen Übungen würden mir hierbei helfen. Übung macht bekanntlich den Meister. Ich müsste also nur dranbleiben. Außerdem sollte ich für ausreichend Schlaf sorgen, mindestens acht Stunden pro Nacht. Während des Tages sollte ich genügend Pausen einle-

gen. Energieräuber wie Alkohol sollte ich vermeiden, aber ansonsten genau das tun, wonach ich mich fühlte. Erneut zückte meine Psychologin ihren Stift und schrieb vier Wörter auf das Blatt Papier:
- Schonung
- Beruhigung
- Stärkung
- Verhaltensmodifikation

Die vier Säulen der Burn-out-Therapie, mit denen wir uns schon seit einiger Zeit beschäftigt hatten. Unser intensives Arbeitswochenende endete mit einer entspannenden Trance und einem abschließenden Mittagessen. In einigen Tagen würden wir uns erneut zur wöchentlich vereinbarten Therapiesitzung treffen.

*Mittlerweile bin ich fest davon überzeugt, dass man Körper, Geist und Seele nicht trennen kann. Das gilt auch für die Burn-out-Therapie. Die psychologische Arbeit ist sicherlich ein sehr wichtiger Bestandteil solch einer Therapie, aber eben nur ein Teil. Wäre ich »nur« zu meinen wöchentlichen Sitzungen gegangen, wäre ich nicht da, wo ich heute bin. Für mich war die Kombination aus beruhigenden und stärkenden Maßnahmen und einer lösungsorientierten Anleitung zur Verhaltensänderung genau das Richtige. Ich hatte großes Glück, eine so belesene Psychologin neben mir zu haben, die sich für die unterschiedlichsten Themen interessierte. Sie gab mir Ernährungstipps und brachte mir die Meditation näher. Sie sprach mit mir über meine Kindheit, aber auch über die Zukunft. Sie motivierte mich, Neues auszuprobieren, dabei aber auch geduldig zu bleiben.*

*Ich fing an zu lesen, machte regelmäßig Yoga, meditierte täglich, ging wöchentlich zur Akupunktur und ernährte mich bewusst. An manchen Tagen hatte ich viel Kraft, an anderen eher wenig. Ich hatte gute Tage, aber auch schlechte Tage. Ich lachte und weinte. Trotzdem machte ich Fortschritte, auch wenn ich dies damals noch nicht so richtig wahrnehmen konnte. Deshalb erinnerte mich meine Psychologin immer wieder daran: »Vergleichen Sie sich mit der Zeit vor der Klinik und erinnern Sie sich, wie schlecht es Ihnen damals ging. Sie haben schon unheimlich viel geschafft!«*

*Oft war ich kurz davor aufzugeben, meinen Kopf in den Sand zu stecken und stehen zu bleiben. Ich brauchte zeitweise motivierende Worte, die mir Kraft und Motivation gaben, um durchzuhalten und weiterzumachen.*

*Seit vielen Jahren hatte ich ein gestörtes Essverhalten. Es hatte Zeiten gegeben, in denen ich nur sehr wenig aß und Zeiten, in denen ich mich überaß. Ich hatte Abführmittel missbraucht und Kalorien gezählt. Dass ich dadurch zehn Kilo abgenommen und zu wenig Körperfett hatte, stellte ich erst bei einem Arztbesuch fest. Ich hatte mir zwar täglich Gedanken zu meinem Körpergewicht gemacht, mich aber nie gewogen. Denn ich hatte Angst vor der kalten Wahrheit der Waage. Mein Umfeld und auch etliche Ärzte hatten mich bereits auf das Untergewicht angesprochen. Mir selbst war es erst an dem Tag aufgefallen, an dem ich Knochen sehen und spüren konnte, die ich vorher noch nie wahrgenommen hatte. Das war damals in der Klinik gewesen. Und das hatte mir große Angst gemacht.*

*Schlank hatte ich schon immer sein wollen, aber nicht so schlank. Das war eine Nummer zu dünn.*

Weshalb ich dieses ungesunde Essverhalten hatte, weiß ich bis heute nicht. Meine Psychologin meinte, dass ich damit meinen Körper kontrollieren wollte. Schlankheit war für mich immer gleichbedeutend mit Erfolg und Selbstbewusstsein. Daher hatte ich mich auch über meinen Körper identifiziert. Auch wenn vieles in meinem Leben nicht nach meinen Vorstellungen gelaufen war, so hatte ich nach meiner Wahrnehmung stets den perfekten Körper, was mich mit Stolz erfüllte.

Mittlerweile lasse ich keine Mahlzeiten mehr aus und zähle auch keine Kalorien mehr. Mal habe ich einige Kilos mehr, mal einige weniger. Das ist mir inzwischen egal. Der Burn-out lehrte mich, wie wichtig es ist, auf meinen Körper aufzupassen. Es dauerte Jahre, bis ich wieder zu den Kräften kam, die ich vor meiner Krankheit hatte. Diese Kräfte behüte ich mittlerweile wie einen Schatz.

*Wenn man aufhört zu suchen, kommt oft das Richtige.* Eine Aussage, mit der ich lange Zeit nichts anfangen konnte. Und die ich aufgrund der damit einhergehenden Passivität für ungeeignet hielt. Wie konnte etwas kommen, ohne dass man etwas erwartete oder aktiv danach suchte? Für mich ergab das überhaupt keinen Sinn. Heute weiß ich um die Bedeutung dieses Satzes und die Schwierigkeit, seinen Inhalt in Worte zu fassen und zu begreifen. Ich möchte es trotzdem versuchen, weil es für mich eine wichtige Einsicht war.

Viele Menschen laufen mit Scheuklappen durch das Leben. Häufig sagt man dazu auch »Tunnelblick«. Man schaut nicht nach links und rechts, alles ist genauestens *durchgeplant, es gibt nur einen richtigen Weg und oft auch nur eine korrekte Lösung. Man sieht das, was man sehen möchte und verschließt seinen Blick vor anderen Möglichkeiten, Lösungen und Alternativen.*

*Ich hatte immer schon bestimmte Vorstellungen, wie mein Leben aussehen sollte. Und mit nichts anderem hatte ich zufrieden sein wollen. Dazu hatte ein bestimmter Job gezählt, ein gutes Gehalt, das perfekte Studium, die richtigen Freunde, Harmonie innerhalb der Familie und einige andere Dinge. Mein Ziel war damals ein Leben, das durch übernommene Ideale strukturiert und mit Glaubenssätzen angefüllt war, die nicht meine waren. Insofern war es für mich höchste Zeit, die Scheuklappen abzulegen und den schwarzen Tunnel zu verlassen, um besser sehen zu können. Mit neuen Perspektiven zu starten, wie ein Kind, das zum ersten Mal die Welt erblickt. So hatte es meine Psychologin auch ausgedrückt. Ein Leben ohne alte Vorurteile und Verbote. Ein Leben mit offenen Türen und vielen Möglichkeiten.*

*Rückblickend war das Wochenende eines der einschneidendsten Erlebnisse meines Lebens. Meiner Psychologin war es gelungen, mir die Augen zu öffnen. Ich fing an zu sehen, auch wenn noch ziemlich verschwommen. Einzelne Aussagen verstand ich immer noch nicht. Und nicht jede Übung wollte mir gelingen. Trotzdem wusste ich, dass ich es eines Tages schaffen würde. Mittlerweile vertraute ich nicht nur meiner Psychologin, sondern auch wieder mir selbst.*

*Hätte ich früher gewusst, wie befreiend es sein konnte, mit einer neutralen Person über die eigenen Ängste zu sprechen, hätte ich mir schon viel früher Hilfe geholt.*

*Stattdessen hatte ich angenommen, dass nur »schwache« Menschen die Hilfe von Psychologen in Anspruch nähmen. Und für so schwach hatte ich mich nie gehalten und deshalb auch keinen Grund für eine Psychotherapie gesehen. Heute weiß ich, dass die mutigen Menschen hinschauen, sich ihren Ängsten stellen und an sich arbeiten, um zu wachsen. Darum geht es meiner Meinung nach auch in meinem Leben. Erfahrungen zu machen, zu lernen und zu wachsen. Auf welchen Wegen und wie auch immer. Ich bereue keine einzige Sekunde meiner Reise und bin gespannt, was ich alles noch lernen darf. Man lernt nie aus. Und dafür bin ich dankbar.*

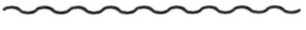

# Meine zehn wichtigsten Einsichten:

- Ich hatte unbewusst eine Strategie für mich entwickelt, die mir erlaubte, negative Gefühle auszublenden. Verschwunden waren sie dadurch aber nicht.
- Auch negative Gefühle wollen anerkannt und durchlebt werden und klopfen so lange an, bis man sie hereinlässt oder die Tür eingetreten wird.
- Niemand kann den Weg gehen, der für mich bestimmt ist. Nur ich kenne diesen Weg.
- Nur in einem gesunden Körper steckt ein gesunder Geist, denn der Körper ist das Spiegelbild der Seele.
- In der psychologischen Arbeit gibt es kein Richtig oder Falsch. Es kommt einzig darauf an, seine Einstellung dem Leben gegenüber zu ändern und ein Leben zu finden, das zu einem passt.
- Genau dort, wo es aktuell wehtut, liegen die Verletzungen von früher.
- Nur ich kenne die Wahrheit, die sich ständig wandelt und mit neuen Facetten erweitert wird.
- Indem ich meine Verletzlichkeit zuließ, kehrte meine Authentizität zurück.
- Ich hatte versucht, etwas im Außen zu finden, das ich nur in mir selbst finden konnte.
- Der Tunnelblick schränkte meine Wahrnehmung ein, womit sich auch die Möglichkeiten einschränkten.

Teil 2

*Um klar zu sehen, genügt oft ein Wechsel der Blickrichtung.*

**Antoine de Saint-Exupéry**

# Jetzt geht es ans Eingemachte
*Die psychologische Arbeit*

Mir wollte kein negativer Glaubenssatz einfallen. Kein einziger. So sehr ich mich bemühte, mein Blatt Papier blieb leer. Nach etlichen Fehlversuchen gab ich auf. So konnte ich nicht weitermachen! Es war an der Zeit, etwas Neues auszuprobieren. Ich bestellte mir Bücher zum Thema »Glaubenssätze« und rief meine Freundin Susanne an. Vielleicht konnte sie mir weiterhelfen.

»Ja, das mit den Glaubenssätzen«, sagte Susanne, »ist ein extrem wichtiges und schwieriges Thema. Ich kann versuchen, dir eine kleine Zusammenfassung zu geben.«

Ich nahm einen Stift, um mir Notizen zu machen. Susanne fuhr fort: »Glaubenssätze sind innere Überzeugungen, die du dir über die Jahre angeeignet hast. Das sind Meinungen über dich selbst und deine Umwelt. Ich vergleiche es auch oft mit Lebensregeln oder Richtlinien, die du dir für dein Leben gemacht hast, an die du glaubst und nach denen du lebst.«

Okay, Glaubenssätze sind also innere Überzeugungen über mich und mein Leben. Verstanden. Ich erinnerte mich an die Bemerkung meiner Psychologin, die davon gesprochen hatte, dass Babys ohne Glaubenssätze zur Welt kämen und noch voller positivem Urvertrauen seien. Woher kamen dann die ganzen

Glaubenssätze? War nicht vieles durch unsere Genetik vorprogrammiert?

Susanne fuhr fort: »Viele unserer Überzeugungen übernehmen wir von außen. Dabei orientieren wir uns beispielsweise an dem Verhalten und den Einstellungen unserer Eltern. Überzeugungen können aber auch aus dem weiteren Umfeld außerhalb des Elternhauses stammen. Von Freunden, Bekannten, Kollegen. Oder aus der Gesellschaft, mit deren Regeln wir im Laufe unseres Lebens unterschiedliche Erfahrungen machen. All diese zum Teil übernommenen Erfahrungen schaffen deine Überzeugungen und machen dich zu dem Menschen, der du heute bist. Aber das ist nicht immer und automatisch der Entwurf, der richtig für dich ist.«

Ich verstand nur Bahnhof. Wollte Susanne mir damit sagen, dass ich ein Scheinleben lebte? Dass ich nicht »echt« war?

»Nein, so habe ich das nicht gemeint. Ich bin voll und ganz auf deiner Seite und möchte dir wirklich nur helfen. Ich wollte nur sagen, dass man nach falschen Idealen leben kann. Nach Vorstellungen, die eigentlich nicht die eigenen sind. Das passiert oft unbewusst. Ich hatte mich beispielsweise sehr lange an den Wünschen meiner Eltern orientiert. Ich sollte Jura studieren und eines Tages die Firma meines Vaters übernehmen. Von klein auf war das klar und wurde auch nicht weiter hinterfragt. Von niemandem. Dass Jura überhaupt nicht mein Ding ist, weiß ich erst heute, nach etlichen Diskussionen, einem Burn-out und zehn Jahre später. Aber nichtsdestotrotz half mir die Erkenntnis, Entscheidungen meiner

Vergangenheit zu hinterfragen und manche auch zu bereuen. Insofern sehe ich den Burn-out nicht mehr nur negativ. Ohne die ganzen gesundheitlichen Probleme hätte ich diese Erkenntnis wahrscheinlich nicht erlangt und würde immer noch einem falschen Glück hinterherjagen.«

Ich erkannte mich selbst in Susannes Erzählung. Auf Empfehlung einer Berufsberatung hatte ich Hotel-Management studiert und anschließend den »Master« gemacht, was mein Vater damals für sehr wichtig gehalten hatte. Zu dieser Zeit hatte ich auch oft das Gefühl, dass ich mein eigenes Leben aussetzte, um für andere da sein zu können, vor allem für meine Familie. Wann immer ich gebraucht wurde, ich stand sofort zur Verfügung, ließ alles liegen und rückte an. Das war mir extrem wichtig. Deswegen hatte ich es auch nie lange bei meinem Freund in Schweden ausgehalten und mich stets in der Nähe meiner Familie aufgehalten. Dabei hatte ich mich selbst vernachlässigt und nie nach dem gefragt, was ich, Sophie, eigentlich wollte. Ich hätte es auch nicht gewusst, weshalb mir die Meinung anderer so wichtig war. Jahrelang hatte ich getan, was mein Umfeld von mir erwartete, ohne großartig darüber nachzudenken. Hatte ich mich »fremdsteuern« lassen, wie es Susanne von sich behauptete? Hatte ich nach den Vorstellungen anderer gelebt, ohne es zu bemerken? Lebte ich ein Scheinleben? War ich »falsch«? Mir wurde mulmig zumute. Ich musste das Gespräch beenden und verabschiedete mich mit freundlichen Worten von Susanne. So sehr sie mir geholfen hatte, so sehr verwirrt war ich nun. Ich fühlte mich überfordert und wusste nicht mehr, was richtig oder falsch, Wahrheit und Lüge war. Vor dieser Situation hatte mich meine Psychologin gewarnt: Ich sollte bei der Wahl meiner Bücher und Gesprächspartner vorsichtig sein. Mittlerweile war mir klar, was sie damit ausdrücken wollte. Ich hatte zu viele Schritte auf einmal gemacht und musste einige Gänge zurückschalten. So motiviert ich die Wahrheit um meine Erkrankung herausfinden wollte, so unsystematisch war ich dabei vorgegangen. Das Telefonat mit Susanne hatte mich völlig aus der Bahn geworfen. Ich blätterte in meinen Büchern. Vielleicht sollte ich doch wieder anfangen zu lesen? Und mich eher gezielt und vorsichtig informieren?

In den kommenden Wochen lernte ich viel. Dass Glaubenssätze uns als Wegweiser dienen, aber auch gleichzeitig in die Irre führen können. Dass positive Glaubenssätze bestärken, negative aber behindern, weil sie uns davon abhalten, unser volles Potenzial auszuschöpfen. Daher sollten sie sukzessive aufgelöst werden, damit wir auch das Leben leben können, das für uns passend ist, nämlich ein glückliches und erfülltes Leben.

Das Auflösen von beschränkenden Glaubenssätzen stellte sich allerdings als nicht einfach heraus, denn dazu musste ich sie überhaupt erst einmal ausfindig machen. Meine inneren Überzeugungen waren so tief in mir verankert, dass ich sie gar nicht mehr bewusst wahrnehmen konnte. Sie waren zu meiner Realität und Identität geworden und ein fester Bestandteil meiner Denk- und Verhaltensmuster. Ich lebte nach ihnen und empfand sie als richtig. Auch die begrenzenden Glaubenssätze, deren Einschränkungen ich ja nicht akzeptiert hätte, wenn sie mir explizit falsch erschienen wären.

Ich musste auf einem Notizzettel etwas Struktur in die Sache bringen:
- Glaubenssätze sind Überzeugungen über mich und mein Leben.
- Viele dieser Überzeugungen hatte ich übernommen und abgeschaut.
- Man unterscheidet zwischen positiven und negativen Glaubenssätzen.
- Positive Glaubenssätze bringen mich voran, negative beschränken mich.
- Beispiel »positiver Glaubenssatz«: Ich bin mir selbst genug.
- Beispiel »negativer Glaubenssatz«: Ich bin kompliziert.
- Negative Glaubenssätze können (und sollten) aufgelöst werden, damit man sein volles Potenzial entfalten kann.
- Meine Glaubenssätze sind tief in mir verankert, weshalb ich sie bewusst nicht wahrnehmen kann. Fallen mir deshalb keine ein? Wie kann ich mir meine Glaubenssätze bewusst machen? Wie komme ich an mein Unterbewusstsein ran? → Frage an Psychologin.

Es dauerte eine ganze Zeit, bis ich meinen Glaubenssätzen auf die Schliche kommen konnte. Meine Psychologin spielte dabei eine wichtige Rolle, denn sie bot mir einen fachlich geschulten Blick von außen. Für mich war ihre Sicht der Dinge äußerst wertvoll, denn ich hatte schon seit langer Zeit nichts mehr »gesehen«, auch nicht meinen Burn-out. Etliche Bücher und Therapiestunden später stellte sich heraus, dass ich eine stattliche Menge an begrenzenden Glaubenssätzen gesammelt hatte. Glaubenssätze wie: »Ich habe mein Leben nicht verdient«, »Ich muss mich anpassen, damit ich dazugehöre«, »Ich muss funktionieren«, »Ich muss stark sein«, »Ich darf keine Gefühle zeigen«, »Ich muss für andere da sein«, »Mein Leben muss perfekt sein« und »Mit dem, was Spaß macht, kann man kein Geld verdienen«.

So hatte ich mir selbst Umstände geschaffen, die alles andere als gesund für mich waren. Ich möchte dies anhand eines Beispiels erklären:

**Beschränkender Glaubenssatz aus meiner damaligen Überzeugung:**
Ich muss stark sein und darf anderen nicht meine Gefühle zeigen.

**Umstände, die aus diesem negativen Glaubenssatz erwuchsen:**
- Ich nahm die Rolle des starken Mädchens an, das alles schafft.
- Ich ging emotionalen Situationen aus dem Weg.
- Ich fragte nie nach Hilfe.
- Ich sagte nie »nein« und immer nur »ja«.
- Ich zog mich mehr und mehr zurück.

Mithilfe dieser »Umstände« konnte ich meine Emotionen in Schach halten und mich stark aussehen lassen. Zu einem sehr hohen Preis, denn ich entfernte mich mehr und mehr von mir selbst. Denn eigentlich bin ich ein Gefühlsmensch voller starker Emotionen. So mussten sich meine Emotionen andere Wege suchen und brachen teilweise umso ungezügelter und stärker aus. Während meiner Pubertät war ich oft wütend und zornig, worunter auch einige Türen zu leiden hatten. Aber es hatte auch Zeiten gegeben, in denen ich sehr still und traurig war und mich oft in meinem Zimmer eingeschlossen hatte. Manchmal wurde ich überwältigt von dem Gefühl, eine tickende Zeitbombe kurz vor der Explosion zu sein. Ich spürte, dass mit mir irgendetwas nicht stimmte, konnte es aber nicht in Worte fassen. Ich hatte zeitweise einen richtigen Hass auf mich selbst und schämte mich für mein Benehmen. Deshalb hatte ich mich auch mehr und mehr zurückgezogen. Ich hatte das Gefühl, unausstehlich geworden zu sein. Für mich. Und mein Umfeld.

Aber nun verstand ich, dass ich nach falschen Vorstellungen gelebt hatte. Ich begann, nach Erklärungen zu suchen und fand Antworten in meiner Vergangenheit. Genauer: In meiner Kindheit, in jener Zeit, in der die meisten unserer Glaubenssätze geformt werden.

Der Weg in die Vergangenheit war alles andere als einfach. Nach einigen Therapiesitzungen stellte sich nämlich heraus, dass ich nur noch sehr wenige Kindheitserinnerungen hatte. So sehr ich mich anstrengte, ich konnte mich nur noch an wenige Episoden erinnern. Hatte das etwas mit meiner Vergesslichkeit zu tun? Hatte ich vielleicht doch Alzheimer? Meine Psychologin erklärte mir, dass die Erinnerungslücken eine weitere Schutzstrategie waren, die ich für mich entwickelt hatte, um überwältigende Erlebnisse wegschieben zu können. Deshalb schlug ich vor, meine um ein Jahr jüngere Schwester Gigga mit in die Therapiestunde zu nehmen. Sie würde sich sicherlich an vieles erinnern können. Meine Psychologin widersprach: »Das macht nur sehr wenig Sinn, denn Ihre Schwester interpretiert die Vergangenheit ganz anders als Sie. Ich nehme an, dass Sie recht früh und unbewusst eine Schutzstrategie entwickelten, um vom Leben nicht überwältigt zu werden.«

Ich verstand. Anstatt mich mit überfordernden Erinnerungen zu belasten, hatte ich sie einfach verdrängt. Wie auf Knopfdruck ausgelöscht. Allerdings verstand ich nicht richtig, warum ich das getan hatte. Vielleicht war ich sensibler als manch anderer Mitmensch, aber eine traumatische Kindheit hatte ich sicherlich nicht. Daran würde ich mich erinnern. Meine Psychologin fuhr fort: »Die Trennung Ihrer Eltern stellt ein typisches Kindheitstrauma dar, das zu einer Belastungsstörung führen kann.«

Ich erinnerte mich, wie aufgrund der Trennung meine Vorstellung von der schönen, heilen Welt kaputtgegangen war. Ebenso die Annahme von zu jeder Zeit perfekten Eltern. Plötzlich hatte jeder seine Schwächen. Das hatte mir damals große Angst gemacht. Auch dass meine Eltern plötzlich nicht mehr miteinander kommunizierten. Das war der Moment, in dem ich bewusst die Rolle der ältesten Schwester eingenommen hatte, die sich um alle und alles kümmern wollte. Die für die verletzten Eltern und Geschwister da sein wollte, auch wenn das eigentlich niemand von mir erwartete. Ich wollte und musste stark sein und mich zusammenreißen. So hatten es ja auch früher meine Eltern für mich getan.

Ich stimmte meiner Psychologin zu, fragte aber auch, was das alles mit meinem Burn-out zu tun haben sollte. »Vieles. Unterdrückte Gefühle verursachen Stress. Die Umstände, die Sie sich geschaffen hatten, ebenso. Sie können das mit einem Luftballon vergleichen, den Sie versuchen unter Wasser zu halten. Das ist anstrengend und kostet Energie. Diesen inneren Stress müssen Sie jetzt auflösen. Dazu müssen wir aber zurück in Ihre Vergangenheit. Ich bin mir sicher, dass Ihre Erinnerungen zurückkommen werden. Geben Sie sich Zeit.«

Doch es bereitete mir Probleme, über meine Familie zu sprechen. Sobald meine Psychologin das Wort »Eltern« auch nur erwähnte, blockte ich ab und nahm eine defensive Haltung ein. Schließlich »musste« ich meine Familie beschützen, so wie ich es schon früher immer tun wollte. Außerdem fand ich es äußerst unfair, über Menschen zu sprechen, die nicht anwesend waren. Meine Psychologin musste viel Überzeugungsarbeit leisten, durch die ich langsam begann, mich zu öffnen. Heute weiß ich, dass es mir damals nicht nur um meine Familie gegangen war, sondern auch um das Abblocken meiner Gefühle. Vieles konnte ich immer noch nicht aussprechen oder wollte es einfach nicht wahrhaben. Deshalb ließ sich meine Psychologin eine Übung einfallen, die es mir erleichtern sollte, mit meinen Erzählungen zu beginnen: »Stellen Sie sich vor, Sie sind alleine und Ihre beste Freundin sitzt vor Ihnen auf einem Stuhl. Erzählen Sie ihr, wie Sie sich damals gefühlt haben und was Sie während Ihrer Kindheit verletzt hat.« Aber ich konnte es nicht. Stumm saß ich vor dem leeren Stuhl und brachte kein einziges Wort heraus. Kein einziges! WOW! Langsam wurde mir das Ausmaß meiner unterdrückten Gefühle bewusst.

Irgendwann verstand ich, dass es nicht um die Beurteilung meiner Eltern per se ging, sondern um ihre Prinzipien, ihre Überzeugungen und Verhaltensweisen, die ich unbewusst übernommen hatte, die aber nicht meiner Persönlichkeit entsprachen. Daraus abgeleitet hatte ich mir Glaubenssätze erschaffen wie »Reiß dich zusammen«, »Sei nicht so sensibel« oder »Du bist einfach nicht für die Geschäftswelt gemacht«. Irgendwann hatten diese Glaubenssätze zur Überzeugung geführt: »Ich, Sophie, bin schwach«. Und diese Überzeugung hatte sich durch weitere negativ wahrgenommene Ereignisse verstärkt. Meine Schwester Gigga und ich waren in dieselbe Klasse gegangen. Sie hatte immer bessere Noten als ich, weswegen sie als »akademischer« galt. Und so hatte unser Klassenlehrer in der fünften Klasse meiner Mutter erzählt, dass ich wohl eine »Grenzbegabung« sei und das Gymnasium nie schaffen würde. Das führte dazu, dass ich mich »zusammenriss« und eine andere Rolle einnahm. Diese Rolle war »Sophie, das Mädchen, das alles schafft«. Und das tat ich dann auch. Meine Noten verbesserten sich. Später wurde ich als beste Studentin ausgezeichnet. Ich hatte Karrierepläne. Irgendwann fühlte ich mich sogar wie eine richtige »Macherin«. Ich war von morgens bis abends beschäftigt und bewältigte alle Anforderungen. Pausen brauchte ich nie und für Gefühle war keine Zeit. Denn ich wollte ja allen beweisen: Ich bin nicht schwach! Erstaunlich, was die Inkarnation eines einzigen Glaubenssatzes in mir ausgelöst hatte. Erstaunlich auch, welche weiteren Glaubenssätze als Kettenreaktion daraus entstanden waren. Irgendwann hatte ich mich kaum noch mit mir selbst identifiziert, sondern nur noch über meinen Erfolg. Die Universitäts-Auszeichnung bedeutete mir nichts. Aber für mein Umfeld war sie sehr wichtig. Und mein Umfeld war mir wichtig. Ähnlich verhielt es sich mit Jobpositionen und Arbeitstiteln, die Anerkennung und Lob verhießen. Ich hatte genau das erreicht, was ich dachte erreichen zu wollen. Aber zu einem sehr hohen Preis. Schlafprobleme, Verdauungsbeschwerden, Migräne und weitere Stresssymptome waren die ständigen Begleiter dieses Lebens. Und so war ich eines Tages dagestanden wie »Hans im Glück«, mit achtbaren Erfolgen, aber mit noch mehr Sinnfragen und dem Gefühl, eigentlich nichts für mich erreicht zu haben.

Langsam begann ich, die Zusammenhänge zu verstehen. Ich wurde sauer und wütend auf alle und auf mich. Es fiel mir immer schwerer, meinen Eltern zu begegnen und ihnen in die Augen zu schauen. Daher beschloss ich, meinen Arbeitsplatz endgültig zu kündigen und zu meinem Freund nach Schweden zu ziehen. Ich brauchte Abstand. Eine Pause. Zeit zum Nachdenken. Zeit, mich selbst kennenzulernen. Denn ich kam mir mittlerweile fremd vor. Wer war ich wirklich?

*Mein Burn-out hatte Gründe. Gründe, die ich mir selbst erschaffen hatte, die ich aber aufgrund dessen auch selbst ändern könnte, indem ich mich intensiv mit meinen Glaubenssätzen auseinandersetzen würde. Ich verstand, was schiefgelaufen war, was mich zurückhielt und was ich ändern müsste, um nicht in einen weiteren Burn-out zu geraten.*

*Ich verstand auch, dass man gar nicht erst »ausbrennen« muss, um sich mit seinen Glaubenssätzen zu beschäftigen. Dass die frühzeitige Auseinandersetzung mit beschränkenden Glaubenssätzen einen Burn-out verhindern kann. Letztlich liegt es nicht in der Natur des Menschen, sich dauerhaft bis zum Umfallen zu verausgaben, so wie ich es getan hatte.*

*Sehr viele Menschen leben nach limitierenden oder ungesunden Glaubenssätzen, ohne es jemals zu bemerken. Die Australierin Bronnie Ware hat als Palliativpflegerin todkranke Menschen in den letzten Wochen ihres Lebens begleitet. In ihrem Buch »5 Dinge, die Sterbende am meisten bereuen« fasst sie zusammen, was die meisten Menschen im Rückblick auf ihr Leben anders gemacht hätten:*

1. Ich wünschte, ich hätte den Mut gehabt, mir selbst treu zu bleiben, statt so zu leben, wie andere es von mir erwarteten.
2. Ich wünschte, ich hätte nicht so viel gearbeitet.
3. Ich wünschte, ich hätte den Mut gehabt, meinen Gefühlen Ausdruck zu verleihen.
4. Ich wünschte, ich hätte den Kontakt zu meinen Freunden gehalten.
5. Ich wünschte, ich hätte mir mehr Freude gegönnt.

Man muss nicht am Ende seines Lebens stehen, um eingeschlagene Wege zu verlassen oder Versäumnisse nachzuholen. Auch ich bereute so einiges und hatte auch schon vor dem Burn-out Gedanken wie »Wenn mir jetzt etwas passiert, dann hätte ich nie richtig gelebt«. Jahrelang hatte ich dieses »falsche« Leben als selbstverständlich angesehen, einfach so dahingelebt, als wäre es endlos. Ich erinnerte mich an die vielen schönen Momente, die ich nie richtig genossen hatte, weil ich viel zu sehr beschäftigt war, meine hochgesteckten Ziele krampfhaft zu erreichen. Daher bin ich in der Retrospektive meinem Burn-out so verdammt dankbar. Denn durch ihn lernte ich, zu leben und nicht nur zu überleben. Ohne diese schmerzliche Erfahrung würde ich heute immer noch wie ein kopfloses Huhn durch die Welt laufen. Das Leben ist da, um gelebt zu werden. Das ist einer meiner neuen Glaubenssätze. Ein weiterer Glaubenssatz ist, dass es eine Stärke ist, seine Schwächen zu zeigen und zu ihnen zu stehen. Ich bin nicht schwach, ich bin stark. Gefühle müssen nicht unterdrückt werden, sondern dürfen ausgelebt werden. Endlich lebe ich, dem Burn-out sei Dank! Es ist nie zu spät, diejenige Person zu werden, die man *eigentlich ist oder sein möchte. Diese Erfahrung durfte ich machen.*

*Es braucht nicht unbedingt professionelle Hilfe, um sich mit seinen Glaubenssätzen auseinanderzusetzen. Es kommt ganz darauf an, in welcher Situation man sich befindet. Und wie offen man dem Thema gegenüber ist. In meiner Situation war es richtig, dass ich jemanden hatte, der mir die Augen öffnete, denn ich hatte meine Lage nicht erkennen und wahrhaben wollen. Als der Groschen gefallen war und ich »sehen« konnte, erarbeitete ich mir nach und nach vieles selbst. Bücher, Workbooks, Podcasts und Online-Kurse waren dabei sehr hilfreich. Ob im Auto, zu Hause im Bett, während meiner Spaziergänge oder morgens nach dem Aufstehen: Ich beschäftigte mich täglich mit meinen inneren Überzeugungen, auch wenn es nur eine halbe Stunde war. In dieser Beziehung war ich schon immer sehr konsequent. Das muss allerdings auch so sein, denn der Mensch ist ein Gewohnheitstier und verlässt nur ungern seine Komfortzone. Altbekanntes und Vertrautes geben uns Sicherheit, Veränderungen nehmen wir hingegen als Bedrohung wahr. Deshalb fällt es uns oft schwer, uns aufzuraffen, bestimmte Gewohnheiten abzulegen und neue Vorsätze durchzuhalten. Und das ist auch verständlich, denn das Neue ist uns unbekannt und dadurch vielleicht auch eine Quelle von Ängsten. Ich hatte beispielsweise irgendwann das Gefühl, vor dem Nichts zu stehen, da ich all meine Gewohnheiten und Zukunftspläne, ja, mein gesamtes Leben hinterfragte. Nichts kam mir mehr vertraut vor und konnte mir ein Gefühl von Sicherheit geben. Ich fühlte mich plötzlich verloren und einsam. Ich hatte zu viel gese-*

*hen, realisiert und verstanden. Deshalb gab es für mich auch kein Zurück mehr. Ich hatte eine Tür geöffnet, die sich nicht mehr schließen ließ. Eine Tür in ein neues Leben.*

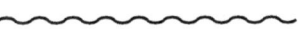

# Meine zehn wichtigsten Einsichten:

- ≈ Meine inneren Überzeugungen und Glaubenssätze bilden die Grundlage dafür, was ich im Leben erschaffe, aber auch dafür, was ich nicht erschaffe.
- ≈ Ich kann beschränkende Glaubenssätze erkennen und auflösen, damit ich mein volles Potenzial entfalten kann.
- ≈ Ein Synonym für Unterbewusstsein ist »ohne Bewusstheit«. Ich kann Unbewusstes bewusst machen, indem ich einen anderen Blickwinkel einnehme.
- ≈ Ich musste das Leben loslassen, das ich geplant hatte, um das Leben zu leben, das für mich bestimmt war.
- ≈ Indem ich mein gesamtes Leben infrage stellte, lernte ich mich neu kennen.
- ≈ Auch alte Wunden können heilen.
- ≈ Ich selbst kann bestimmen, wie viel Einfluss meine Vergangenheit auf meine Zukunft hat.
- ≈ Es ist eine Stärke, sich seiner Schwächen bewusst zu sein und zu ihnen zu stehen. Eine weitere Stärke ist es, seine Schwächen in Stärken zu verwandeln.
- ≈ Mich mit anderen Menschen zu vergleichen, hat mich noch nie weit gebracht. Stattdessen vergleiche ich mich mit der Person, die ich gestern war.
- ≈ Nicht passende Glaubenssätze erhöhen die Gefahr des persönlichen Scheiterns. Wenn Anpassungsdruck und Erschöpfung gleichzeitig zunehmen, meint man, dem Leben nicht mehr genügen zu können, worunter das Selbstbild massiv leidet.

*Zufriedenheit und Glück sind nichts, was fertig geliefert wird.
Sie entstehen durch dein eigenes Handeln.*

**Dalai Lama**

# Auf nach Schweden in ein neues Leben

*Lachen, weinen, auf und ab*

Es war das erste und auch einzige Mal, dass ich nicht auf meine Psychologin hörte. Sie hatte mir davon abgeraten, nach Schweden zu ziehen. Es sei dafür noch zu früh, war ihre Meinung. Mein Bauchgefühl hatte mir etwas anderes gesagt. Es sagte mir, dass es an der Zeit war, mich von zu Hause abzunabeln und ein gemeinsames Leben mit Alexander in Schweden zu beginnen. Trotz meiner Unsicherheit folgte ich meinem Instinkt, meinem Bauchgefühl, denn ich hatte gelernt, dass der Bauch oft ein besserer Ratgeber als der Kopf ist. So sehr mir meine Mutter geholfen hatte, ich brauchte Abstand von meiner Familie, meinem Umfeld und auch von meiner Psychologin. Die Psychotherapie hatte mir vieles verständlich gemacht, gleichzeitig aber auch einiges aufgewühlt. Ich sehnte mich nach einer Pause, einem Tapetenwechsel, nach neuen Eindrücken und vor allem danach, Alexander wiederzusehen.

Alexander holte mich mit seinem Auto von zu Hause ab. Fliegen war für mich immer noch keine Option. Ich würde es eines Tages wieder wagen, aber noch nicht heute. Denn mich quälten immer noch Panikattacken. Ich wollte kein weiteres Risiko eingehen, nicht an meinen Burn-out denken und schon auf der

Reise meine Seele baumeln lassen. Das war zumindest mein Plan und Wunschdenken für die kommenden Wochen.

Die Wirklichkeit hingegen sah etwas anders aus. Auch wenn ich fest davon überzeugt war, dass das mit dem Alleinsein in Schweden besser klappen würde, gelang es mir immer noch nicht.

Trotzdem wir in einer Wohnung mit vielen Nachbarn drumherum wohnten, fühlte ich mich eingesperrt und einsam. Daher beschloss ich, Alexander an seinen Arbeitsplatz zu begleiten. IST DAS NICHT VERRÜCKT? Jeden Morgen fuhr ich mit Alexander zu SEINER Arbeit. Dort durfte ich den Konferenzraum nutzen, machte täglich Yoga, meditierte und fing an zu schreiben. Hier schrieb ich die ersten Zeilen dieses Buches, auch wenn sie damals nur für mich gedacht waren. Ich verspürte ein tiefes Bedürfnis, meine Erfahrungen in Worte zu fassen und für mich zu strukturieren. Intuitiv tat ich etwas, von dem ich später erfuhr, dass es als Therapiemethode längst in Gebrauch war. Es heißt dann zum Beispiel therapeutisches Schreiben, Poesietherapie, Bibliotherapie oder expressives Schreiben. Je nachdem, was und wie man schreibt. Ich schrieb über meine Erlebnisse und Erkenntnisse, über meine Fortschritte und Rückfälle, über meine Fragen und Antworten, über meine Kindheit bis zu den Erfahrungen der Gegenwart, einfach über alles, was mit mir und meiner Diagnose zu tun hatte. Ich recherchierte viel und wollte alles bis ins kleinste Detail ergründen. Ich las Forschungsartikel,

Expertenmeinungen und Berichte von Betroffenen, hörte Podcasts und bestellte weitere Bücher. Wie ein Schwamm saugte ich all die Informationen auf und verschloss meine Augen vor nichts. Wenn ich schrieb, verging die Zeit wie im Flug. Mir fiel, im Gegensatz zu vielen Therapiesitzungen, immer etwas ein. Eine Schreibblockade hatte ich nie. Ich schrieb über alle und alles, zunächst auf Englisch, dann auf Deutsch. Erst nachdenklich, dann bestimmt. Ich ergänzte und löschte. Ich weinte und lachte. Ich war verzweifelt und glücklich.

Ich las weiterhin meine Bücher und war mittlerweile beim Thema Spiritualität angekommen, immer noch auf der Suche nach dem Sinn des Lebens und meiner Rolle darin. Ich erinnere mich noch sehr gut an den Tag, als ich in Alexanders Büro saß, eines meiner Bücher zu Ende gelesen hatte, es zur Seite legte und anfing, bitterlich zu weinen. Alexander nahm mich in den Arm und fragte, was passiert sei. Ich wusste es nicht. War ich traurig oder glücklich? Erleichtert oder bedrückt? Ich konnte das Gefühl einfach nicht richtig zuordnen. Deshalb beschloss ich, an die frische Luft zu gehen, um allein sein zu können und nachzudenken. Ich setzte mich auf eine Bank, nahm einige tiefe Atemzüge und horchte tief in mich hinein. Was war bloß los? Eigentlich fühlte ich mich zutiefst entspannt, so entspannt wie nie zuvor in meinem Leben. Waren das Freudentränen? Was um Himmels willen ging hier vor? Stand ich kurz vor meinem Tod, waren das die letzten Minuten meines Lebens? Jede Sekunde rechnete ich mit einer Panikattacke oder etwas Ähnlichem, es passierte aber nichts. Weder Angst noch Panik, kein Gedankenkarussell und auch kein Herzrasen. Alles blieb ruhig und still und ich fühlte mich einfach nur friedlich. Nachdem ich schon längere Zeit nicht mehr mit meiner Psychologin telefoniert hatte, rief ich sie sofort an und erzählte ihr, was gerade in mir vorging. Ich berichtete ihr von meinem neuen Friedensgefühl, das mir irgendwie Angst machte, mich aber doch keine Angst verspüren ließ. Wo war denn jetzt die Angst geblieben? Auch wenn ich sie eigentlich immer loswerden wollte, vermisste ich sie in diesem Augenblick. Als ich das gegenüber meiner Psychologin aussprach, hörte ich, wie absurd meine Worte klangen. Ich war mir sicher, dass mir meine Psychologin zur baldigen Fortsetzung der Psychotherapie raten würde.

»Ich gratuliere Ihnen, das sind doch tolle Neuigkeiten!«

Bitte was? Gratulieren? War meine Psychologin nicht ganz bei Sinnen? Weshalb gratulierte sie mir, anstatt sich zu sorgen? Das hier war schließlich nicht normal!

»So fühlt es sich an, wenn ein großer Knoten platzt. Wenn Sie etwas aufgearbeitet haben und loslassen können. Wenn Sie eine Antwort finden, nach der Sie gesucht haben. Wenn Ihr seit Kindheit sich füllender Rucksack mit all Ihren negativen Erfahrungen und Fragen leichter wird. Lassen Sie dieses neue Gefühl zu, heißen Sie es willkommen. Kämpfen Sie nicht dagegen an. Es ist ganz normal, dass Sie diesen Zustand noch nicht einordnen können. Sie sind nicht die Erste, die mir das erzählt. Sorgen Sie sich nicht, dieses Gefühl ist sehr positiv.«

Ungläubig legte ich auf. Das neue Gefühl war echt ... verrückt! Plötzlich fühlte ich mich mit den Tieren verbunden, den Menschen und den Bäumen, mit der ganzen Welt. Es war ein Gefühl von Freiheit und Zugehörigkeit, das ich noch nie gespürt hatte. Alles ergab auf einmal Sinn, auch wenn ich immer noch nicht genau wusste, welche Rolle ich in diesem neuen Sinn einnehmen sollte. Aber ich spürte, dass ich mich auf dem richtigen Weg befand und dass ich diese Rolle bald finden würde.

Heute weiß ich, was ich in diesem Moment fühlte: Mein Urvertrauen war zurückgekehrt, das Grundvertrauen in das Leben. Ein Vertrauen, das wir alle in uns haben, aber nicht immer spüren können. Ich konnte dieses Gefühl zum ersten Mal in meinem Leben bewusst wahrnehmen und fand es grandios. Bis heute kann ich dieses Gefühl spüren, vor allem in Momenten, in denen es mir besonders gut geht und ich voller Vertrauen und Zuversicht bin. Daher versuche ich so oft wie möglich, mir diese Momente und Situationen aktiv zu schaffen.

Während ich mich mit der Aufarbeitung meines bisherigen Lebens beschäftigte, machte ich mir natürlich auch Gedanken über das zukünftige Verhältnis zu meinen Eltern.

Ich wollte keineswegs einen Kontaktabbruch, brauchte aber eine Pause. In meiner Beziehung zu ihnen befand ich mich immer noch im Kindheitsstadium. Für eine Neudefinition und den Übergang in den Erwachsenenmodus musste ich meine alte Rolle ablegen und eine neue einnehmen.

Sicherlich hatte ich sie überrascht, als ich innerhalb von wenigen Stunden die Koffer packte und nach Schweden gezogen war. Nicht nur das, ich hatte sie nach meinem Umzug weniger besucht und rief auch nicht mehr so häufig an. Ich fing an, mich deutlicher abzugrenzen, denn ich hatte noch immer das Gefühl, für das Glück meiner Eltern verantwortlich zu sein und hatte viele ihrer Probleme zu meinen gemacht. Obwohl ich als Erwachsene eigentlich ein eigenständiges Leben hätte führen können und sollen, redete ich mir ein, ständig von meinen Eltern gebraucht zu werden. Natürlich hatten gewisse Umstände mich dies auch glauben lassen, aber die Wahrheit war eine andere. Niemand hatte mich je davon abhalten wollen, sofort zu meinem Freund nach Schweden zu ziehen, um dort ein gemeinsames Leben aufzubauen. Niemand außer mir selbst. Damit war jetzt Schluss. Jetzt war ich an der Reihe und die Zeit war gekommen, selbstständig zu werden.

Langsam, aber sicher traute ich mir immer mehr zu. Tag für Tag und Woche für Woche wurde ich selbstbewusster und stärker. Es fiel mir leichter, allein in der Wohnung zu sein und spazieren zu gehen. Ich traute mich, wieder mit dem Auto und der U-Bahn zu fahren. Die früheren Angstphasen beschränkten sich mittlerweile nur noch auf wenige Momente, auf die ich bewusst Einfluss nehmen konnte. Ohne Alkoholkonsum und mit viel Ruhe und einem gesunden Lebensstil war ich quasi angstfrei. Hielt ich mich allerdings nicht strikt an meine Regeln, so kehrten meine Ängste von einem Moment auf den anderen zurück.

Insofern wurden Ängste zu einem willkommenen Wegweiser, durch den ich erkennen konnte, was mir zuträglich war und wo meine Grenzen lagen. Mithilfe dieses Kompasses stieg meine Belastungsgrenze langsam und stetig, trotzdem ging damals noch sehr wenig. Ich brauchte viel Ruhe und konnte nur wenig planen. Treffen musste ich oft absagen, weil es mir mein Gesundheitszustand nicht erlaubte. Das frustrierte nicht nur mein Umfeld, sondern auch mich selbst. Seit über einem Jahr hatte ich bereits gegen den Burn-out gekämpft. Und noch immer konnte ich kein völlig »normales« Leben führen, obwohl ich mich brav an meine Regeln hielt und alles für meine Genesung tat.

Ich bin überaus dankbar, dass mir Alexander in diesen Wochen und Monaten eine so große Stütze war. Wir verbrachten viel Zeit miteinander. Er ging mit mir spazieren, er blieb am Wochenende zu Hause und nahm mich in der Woche mit zu seiner Arbeit. Auch wenn man von außen her das Gefühl haben konnte, dass sich nicht viel bewegte: Es passierte unheimlich viel. Ich kam zu Kräften und verarbeitete meine Vergangenheit, lernte mich neu kennen und fing an, mir Grenzen zu setzen. Ich bereitete mich auf eine Zukunft vor, die nur noch einen Katzensprung von mir entfernt war.

Ex-Bundeskanzler Helmut Kohl hat einmal gesagt: Wer die Vergangenheit nicht kennt, kann die Gegenwart nicht verstehen und die Zukunft nicht gestalten. So ähnlich hatte es mir auch der stellvertretende Chefarzt der Klinik erklärt. Damals hatte ich es noch nicht für nötig gehalten, mich mit meiner Vergangenheit auseinanderzusetzen, da ich den Zusammenhang zwischen meiner Kindheit und dem Burn-out nicht sah. Mittlerweile verstand ich, dass es etliche Zusammenhänge gab, wie zum Beispiel beschränkende Glaubenssätze, ungesunde Lebensumstände und unterdrückte Emotionen. Ich hatte mir Umstände geschaffen, die ich unbedingt ändern musste, um nicht erneut auszubrennen. Nie wieder wollte ich diese Leere spüren, diese Hoffnungslosigkeit und das Nichts.

Die Psychotherapie hatte mir vieles verständlich gemacht, trotzdem fühlte ich mich verloren. Auch wenn es mir bisher gelungen war, Frust, Schmerz, Wut und Verzweiflung in Schach zu halten, überfluteten mich diese Emotionen mittlerweile. Es war an der Zeit, mein inneres Kind zu heilen, es zu trösten und die Gefühle anzuerkennen.

Sein inneres Kind heilen. Gefühle und Situationen durchleben. Vor meinem Burn-out hätte ich über diese Aussagen wahrscheinlich die Stirn gerunzelt, denn das klang alles merkwürdig. Ich war schließlich erwachsen und hatte Besseres zu tun, als mich mit meiner Vergangenheit zu beschäftigen. Inzwischen verstand ich aber, dass viele alte Wunden immer noch da waren und geheilt werden wollten. Denn das stete Unterdrücken von Gefühlen fördert Krankheiten und davon hatte ich genug. Ich wollte endlich wieder gesund werden, all meine Stresssymptome *loswerden und ein normales Leben führen können. Daher machte ich meine Gesundheit zu meiner Top-Priorität, weshalb ich mich auch so lange mit mir auseinandersetzte. Ich schaute hin und erkannte, ich durchlebte und verarbeitete, ich verstand und verzieh und letztendlich veränderte ich und lebte. Es war ein harter, aber notwendiger Selbstfindungsprozess.*

*Die Aufarbeitung der unterdrückten Gefühle ist ein Prozess, zu dem Trauer, Wut und Zorn gehören. Gefühle, die ich jahrelang erfolgreich unterdrückt hatte, stiegen jetzt plötzlich empor. Ich fühlte mich manchmal betrogen und im Stich gelassen, war andere Male sauer auf mich oder nur enttäuscht. Es war für mich wichtig, jeden inneren Schmerz anzuerkennen und zu durchleben, um ihn letztlich verändern und loslassen zu können, um nicht in einer Opferrolle stecken zu bleiben. Das bedeutete, dass ich Schuldzuweisungen, Selbstmitleid, Vorwürfe und negative Erfahrungen anerkennen und entlassen musste, um Frieden mit mir und meiner Vergangenheit zu schließen. Man kann die Opferrolle auch mit einem beschränkenden Glaubenssatz vergleichen, der uns davon abhält, wieder ganz zu werden und zu heilen. Denn in der Opferrolle sieht man sich einem Leben ausgeliefert, das scheinbar die Möglichkeit verwehrt, etwas zu ändern. Typischerweise werden andere Menschen und Umstände für die eigene, unbefriedigende Situation verantwortlich gemacht. Einige Resümees in dieser Abwärtsspirale sind: »Ich hätte es geschafft, aber ...«, »Es war nicht meine Schuld, sondern ...«, »Es sind die Umstände, die ...« oder »Wenn es mir nicht so schlecht ginge, dann ...«.*

*Deshalb ist es in der Psychotherapie auch so wichtig, den eigenen Blickwinkel zu ändern und bestimmte Situationen von außen zu betrachten. Dadurch konnte ich neue Einsichten gewinnen, durch die es leichter war, mit meiner Vergangenheit Frieden zu schließen. Ebenso mit meinen Eltern, denn sie hatten nie von meinen inneren Konflikten gewusst, da sie mit diesen eigentlich auch gar nichts zu tun hatten. Indem ich mich in die Rolle meiner Eltern versetzte, sah ich vieles in einem anderen Licht. Ich verstand, dass meine Eltern mich liebten und immer nur das Beste für mich wollten, auch wenn dieses Beste vielleicht nicht immer das Beste für mich gewesen war. Meine Eltern hatten mich von Geburt an begleitet, mir nach bestem Wissen und Gewissen zur Seite gestanden und mir dazu verholfen, der Mensch zu werden, der ich heute bin: Ein Mensch, der es geschafft hat, sich aus einem sehr tiefen psychischen Loch zu ziehen. Meine Eltern haben mir den dafür nötigen Ehrgeiz beigebracht, die Disziplin und die positive Einstellung dem Leben gegenüber.*

*Sicherlich war meine Kindheit nicht perfekt, aber wessen Kindheit ist das schon? Meine Eltern sind es nicht und ich auch nicht. Niemand ist perfekt, denn perfekte Menschen kann es nicht geben. Sähe ich mich als perfekt an, was ich früher tat, wäre ich nicht authentisch. Meine Eltern sind selbst Menschen, die verletzt wurden und in ihrer Kindheit beschränkende Glaubenssätze übernommen haben. Auch sie haben Erfahrungen gemacht, die sie zu den Menschen haben werden lassen, die sie heute sind. Mithilfe dieser Einsichten konnte ich mit mir und meiner Vergangenheit Frieden schließen.*

*Aber es gab auch bestimmte Situationen, die ich nicht so einfach bewältigen und loslassen konnte. Ich denke da zum Beispiel an einen ehemaligen Chef, einen Alkoholiker, der mich sexuell belästigt und mir bis heute mein Gehalt nicht ausbezahlt hat. Monatelang hatte ich das mitgemacht, bis mir die ganze Situation und die Ausbeutung klar wurden. Wie kann man so etwas rechtfertigen? Vergessen und verzeihen? Sicher gibt es Erlebnisse, die zutiefst verletzen und große Wunden hinterlassen. Aber auch sie können geheilt werden. Man kann sich dann noch an bestimmte Ereignisse erinnern, spürt sie aber nicht mehr. Wie Wunden, die schmerzfreie Narben hinterlassen. Was geschehen ist, ist leider geschehen, ich habe darauf keinen Einfluss mehr. Aber auf meine Zukunft, die ich frei gestalten kann, auf die habe ich Einfluss! Und in dieser Zukunft spielt mein ehemaliger Chef keine Rolle mehr.*

*Ich nabelte mich nicht nur von zu Hause ab, sondern auch von meiner Psychologin. Meine innere Stimme sagte mir, dass die Zeit gekommen war, mich zu trennen. So wichtig meine Psychologin für die Bewältigung von Vergangenheit und Gegenwart für mich war, so sehr stand diese Abhängigkeit einem eigenverantwortlichen Leben im Weg. Hatte ich ein Problem, rief ich sie sofort an. Fühlte ich mich traurig, munterte sie mich auf oder schrieb mir motivierende Worte. Meine Psychologin war mir zur Beruhigungstablette geworden, die ich eine Zeit lang sehr gebraucht hatte, mittlerweile aber nicht mehr nehmen wollte. Sie hatte mir den Weg gewiesen, den ich jetzt allein gehen musste. Ich wollte eigene Lösungen finden und mich selbst trösten können. Ich wollte endlich auf eigenen Beinen stehen. Und ich wusste, dass ich es irgendwann schaffen würde. Mein neu entdecktes*

*Grundvertrauen gab mir die nötige Sicherheit. Dieses neue Gefühl, das immer mehr meine Grundstimmung wurde, glich einem tiefen, ruhigen, stillen und friedlichen Meeresboden. Während sich weit über mir manch Unwetter zusammenballte, wusste ich, dass alles gut werden würde und mich nichts mehr aus der Bahn werfen konnte.*

*Was letztendlich den »Knoten zum Platzen« und den Stimmungsumschwung brachte, war mir nicht ganz klar. Nicht jede Information, die ich auf meiner Suche nach dem für mich richtigen Weg erhielt, war hilfreich. Es dauerte eine Weile, bis ich die Richtung fand, die zu mir passte. Ich fand sie, indem ich vieles erforschte und ausprobierte und meine Augen vor nichts verschloss. Und irgendwann stieß ich auf Dinge, die eine Frequenz, einen Ton in mir anstimmten und mich faszinierten. So öffnete ich mich zum Beispiel meiner spirituellen Seite. Schon lange war ich mir dieser Spiritualität bewusst, hatte sie aber verborgen, da sie vermeintlich nicht in mein Umfeld zu passen schien. Heute ist Spiritualität ein wichtiger Teil meines Lebens geworden. Mit ihr habe ich Erfüllung und Lebenssinn gefunden. Durch sie habe ich Menschen kennengelernt, mit deren Lebenseinstellungen ich mich identifizieren kann und denen ich mich eng verbunden fühle. Letztlich sehnen wir uns ja alle nach Zugehörigkeit und Verständnis. Mithilfe der Spiritualität konnte ich eine vernachlässigte Seite in und an mir entwickeln, die mir seit meiner Kindheit fehlte.*

*Indem ich Alexander zu seiner Arbeit begleitet hatte, war ich meiner Angst vor dem Alleinsein aus dem Weg gegangen. Das war sicher ein Vermeidungsverhalten. Auf der* anderen Seite sehnte ich mich nach einem geregelten Tagesablauf, den ich damit bekam und dazu nutzte, die Hintergründe meines Leidens und meiner Ängste zu untersuchen. Was wollte mir meine Angst sagen? Was musste ich in meinem Leben ändern, damit sie nicht wiederkommen würde? Auch heute ist mir die Angst weiterhin ein Wegweiser. Ich habe keine starken Angstmomente mehr, kann aber dieses Gefühl immer noch verspüren, wenn ich nicht in der Balance mit mir bin oder mir einfach wieder zu viel auferlegt habe. Die Angst bricht dann nicht mehr so stark aus, trotzdem ist sie da und möchte mir mitteilen, dass ich einen Gang zurückschalten muss, was ich dann auch sofort tue.

Kurz nach meiner Entlassung aus der Klinik begegnete ich einer Bekannten, die ebenfalls unter Angstzuständen litt. Und dies seit dreißig Jahren, was sie mir in einem Gespräch mitteilte. Diese Aussage und einige Einträge im Internet zu diesem Thema verstärkten meine Ängste noch. Negative Informationen können unser gesamtes Mindset verändern. So ging es mir, als ich die Diagnose »Erschöpfungsdepression« erhielt. Ich sackte in eine schwarz umnebelte Phase der Hoffnungslosigkeit. Die an sich gar nicht tragische Information formte in mir einen negativen Gedankenkreislauf, ohne dass sich meine Umstände geändert hatten. Das zeigt, wie extrem wichtig ein richtiges Mindset ist. Positive Gedanken und Gefühle haben einen wichtigen Einfluss auf Gesundheit und Heilung. Der sogenannte Placeboeffekt bestätigt dies immer wieder. Placebos sind Medikamente, die keinerlei Wirkstoff enthalten, aber trotzdem Beschwerden lindern können. Die Patienten wissen *dabei nicht, dass sie eine Tablette ohne Wirkstoff einnehmen. Fühlen sich die Patienten besser oder gar geheilt, dann spricht man von einem Placeboeffekt. Es ist wissenschaftlich bewiesen, dass der Glaube an eine Wirkung bereits Symptome lindern und Krankheiten heilen kann.*

*Es kommt also auf das richtige Mindset an. Und eine passende Therapie. Nur weil bestimmte Heilmittel und Methoden (häufig die alternativen) nicht ausreichend erforscht sind (oft aus finanziellen Gründen), bedeutet das noch lange nicht, dass sie nicht wirksam sein können. Einen der entspannendsten Tiefschlafmomente hatte ich beispielsweise nach einer Shiatsu-Massage. Davor wusste ich über diese Therapieform lediglich, dass sie bei Stress und Burn-out helfen könnte. Mit dieser starken Wirkung hatte ich aber nicht gerechnet und war daher nachhaltig beeindruckt.*

*In der heutigen schnelllebigen Zeit ist die Erwartungshaltung an die Heilung von Krankheiten groß. Man fordert einfache Lösungen und schnelle Resultate, denn schließlich haben wir keine Zeit. Das war auch mein erster Gedanke, als ich in die Klinik kam. Eine kurze Pause. Aber dann sofort weiter.*

*Sicherlich bietet uns die moderne Medizin oft schnelle Heilungsmöglichkeiten. Sind diese aber auch tatsächlich besser und nachhaltiger? Bekämpfen wir damit nicht nur häufig die Symptome, anstatt den Ursachen auf den Grund zu gehen?*

*Deshalb bin ich ein großer Anhänger von Ärzten, die traditionelle Heilungsmethoden mit moderner Medizin kombinieren und Körper und Psyche als Einheit betrachten. Nach diesem Prinzip handelten die Ärzte meiner Klinik.*

*Zu meinem Motto wurde die Erkenntnis, dass Vorbeugung die beste Medizin ist. Daher widme ich mich täglich mindestens eine halbe Stunde lang präventiven Maßnahmen, die mir helfen, mit mir im Gleichgewicht zu bleiben. Dazu später mehr.*

## Meine zehn wichtigsten Einsichten:

≈ Der Bauch ist oft der bessere Ratgeber als der Kopf.
≈ Ich hatte das perfekte Umfeld gefunden, in dem ich gut wachsen konnte und mich wohlfühlte.
≈ Die Angst hilft mir, meine Grenzen zu erkennen.
≈ Erst als mein Urvertrauen zurückgekehrt war, realisierte ich, was mir fehlte.
≈ Ich musste erst meinen Lebenssinn verlieren, um diesen zu finden.
≈ Die Selbstfindung ist ein Prozess. Deshalb heißt es auch Selbstfindungsprozess. Es ist nie zu spät, die Person zu werden, die ich sein möchte.
≈ Nicht perfekt ist gut genug.
≈ Vergebung ist der Schlüssel zu meiner inneren Freiheit.
≈ Glücklich und erfüllt im Hier und Jetzt zu sein ist nur dann möglich, wenn ich mit liebevollen Augen auf meine Vergangenheit blicken kann und meinen bisherigen Erfahrungen zustimme.
≈ Vorbeugung ist die beste Medizin.

*Manchmal zeigt sich der Weg erst,
wenn man anfängt ihn zu gehen.*

**Paulo Coelho**

# Ich entdecke mich neu

## Erste Schritte

Wie bereits erwähnt, war mir ein geregelter Tagesablauf sehr wichtig. Täglich begleitete ich Alexander in sein Büro und hatte dort meine perfekte Routine gefunden. Es machte mir Freude zu lesen, zu meditieren, in der Natur spazieren zu gehen und verschiedene Yogaübungen auszuprobieren. Ich überforderte mich nicht, ernährte mich gesund und merkte deutlich, wie ich zu Kräften kam und mir immer mehr zutraute. Auch wenn ich noch das Gefühl hatte, dass mich ein Vollzeitjob überfordern würde, verspürte ich ein tiefes Bedürfnis, etwas Neues auszuprobieren. Ich brauchte ein neues Betätigungsfeld, das mich gleichzeitig interessieren und intellektuell fordern würde, in das ich meine Erkenntnisse über die Verbundenheit von Körper und Geist einbringen und mit dem ich meinen Lebensunterhalt verdienen könnte. Welche Ausbildung, welches Metier würde das bieten?

Schon seit Längerem hatte ich Yoga praktiziert, anfangs noch mit dem Fokus auf Fettverbrennung und Muskelaufbau. Doch inzwischen hatte sich mein Yogastil geändert, denn ich hatte Yin Yoga entdeckt, einen ruhigen, langsamen und passiven Yogastil, in dem bestimmte Posen mehrere Minuten lang gehalten werden, um tief liegendes Bindegewebe und Muskeln zu dehnen und in einen ruhigen, meditativen

Zustand zu gelangen. Yin Yoga entspannte meinen Körper, beruhigte meine Gedanken und erlaubte mir, in näheren Kontakt mit mir zu treten. Es beeindruckte mich, wie ich durch bestimmte Atemtechniken tiefer in die einzelnen Positionen kam. Wäre eine Yogaausbildung nicht eine perfekte Kombination von Spaß und Sinn? So ein Gedanke wäre mir vor meinem Burn-out nie gekommen, denn damals war ich der Meinung, Yoga wäre nur eine Modeerscheinung und würde zu einer guten Figur beitragen. Mittlerweile verstand ich die Lebensphilosophie dahinter. Ich fühlte, wie durch Yoga Körper und Geist zusammengeführt und in Einklang gebracht wurden. Nach meinen Yoga-Einheiten war ich tief entspannt und hatte eine Stimmung, die dem Gefühl des Grundvertrauens entsprach.

Im Einklang mit mir zu sein bedeutete für mich, weniger zu denken und mehr zu spüren, weniger im Kopf zu sein, mehr auf mein Herz zu hören. Denn als Kopfmensch hatte ich den Kontakt zu mir und meinem Körper verloren. Körper und Geist mussten stark sein. Deshalb hatte es mich überrascht, als ich plötzlich meinen Körper nicht mehr unter Kontrolle hatte, so sehr ich es auch versuchte. Erst hatte der Körper gestreikt, dann die Psyche. Das war der Zeitpunkt, an dem ich die totale Kontrolle über mich verloren hatte und in die Klinik kam. Als mich meine Psychologin fragte, wo ich Trauer spürte, wo Wut und wo Freude, wusste ich nicht, was ich ihr antworten sollte. Auf solche Sachen hatte ich noch nie geachtet, weshalb auch? Was würde das schon bringen, innezuhalten und in mich hineinzuhören?

»Es würde Ihnen helfen, den Kontakt zu Ihnen und Ihren Gefühlen wiederherzustellen«, hatte meine Psychologin ergänzt.

Ich konnte erst nach einigen Monaten des In-mich-Hineinfühlens den Kloß im Hals (Trauer) wahrnehmen, die Wut im Bauch und die Freude im Herz (Liebe). Mit Yin Yoga konnte ich innehalten und mit mir in den Kontakt treten, weshalb es bald zu meiner täglichen Routine gehörte.

Die Idee der Yogaausbildung war gar nicht so schlecht. Trotzdem fehlte mir dabei noch der medizinische und wissenschaftliche Aspekt. Ich setzte mich an meinen Computer und tippte folgende Worte in die Suchmaschine: Yoga, Stress, Forschung, Medizin, Ausbildungen, Stockholm. Dadurch stieß ich auf Medical Yoga (MediYoga), eine in Schweden entwickelte Form des Yoga, das seit den neunziger Jahren des letzten Jahrhunderts erforscht wurde und mittlerweile als offizielle Therapieform Teil des schwedischen Gesundheitssystems ist. Medical Yoga, las ich, ist eine Kombination aus Yoga und Forschung, aus Theorie und Praxis und Medizin und Wissen. Das klang sehr interessant und spannend! Voraussetzung war eine Grundausbildung in Medizin, die man während der Ausbildung begleitend absolvieren könnte.

Knapp eine Woche später wäre der Kursbeginn mit noch einem freien Platz. Meine innere Stimme sagte mir, dass diese Ausbildung genau das Richtige für mich war. Ohne lange zu überlegen, meldete ich mich an. Nervös spazierte ich zu meinem ersten Ausbildungstag. Ich hatte ziemlich schlecht geschlafen und überhaupt keine Vorstellung, was mich erwartete. Angemeldet waren zwanzig Teilnehmer. Die Ausbildung sollte auf schwedisch stattfinden. Leicht überfordert fühlte ich mich schon, als ich den Raum betrat und sich alle auf schwedisch unterhielten.

Mein Schwedisch war mittlerweile schon sehr gut, der Perfektionistin in mir war das aber noch nicht genug. »Ruhe jetzt, Sophie! Du musst nicht mehr perfekt sein und auch nicht perfekt schwedisch sprechen können. Darum geht es heute nicht. Hör auf, dich dauernd so verrückt zu machen!« Immer öfter unterhielt ich mich mit der Perfektionistin in mir, denn ich war diesem Schlingel auf die Schliche gekommen und wusste, dass er mich nur verunsichern wollte.

Nach einer kurzen Vorstellungsrunde begann meine erste Stunde MediYoga. Zu Beginn sollten wir ein Mantra singen, um die Intention für den Tag zu setzen, gefolgt von einer Atemübung und einzelnen Bewegungsabläufen. Danach sollten wir uns zur Gong-Entspannung hinlegen und abschließend gemeinsam die Herzmeditation singen. Singen? Mantras? Intentionen? Bitte was??? Mir rutschte das Herz in die Hose. Hatte ich mich zu schnell angemeldet, ohne das Ganze durchdacht zu haben? Hatte meine innere Stimme doch unrecht gehabt? Wenn meine Familie und Freunde mich hier sähen, würden sie sicherlich lauthals anfangen zu lachen. Ich wurde panisch. »Ruhig, Sophie, ruhig! Lass dich jetzt einfach mal darauf ein und probiere es aus. Du kannst dich danach immer noch dagegen entscheiden.« Ich atmete ein paarmal tief ein und aus, schloss meine

Augen, legte meine Hände auf mein Herz und fing an zu singen.

Tränen liefen über mein Gesicht, ich bekam Gänsehaut, in mir kribbelte es und ich steckte voller Euphorie. WOW! Das hatte ich nicht erwartet. Diese erste MediYoga-Stunde hatte all meine Zweifel aus dem Weg geräumt und ich spürte, dass ich mich völlig richtig entschieden hatte.

Die Unterrichtsstunden forderten mich oft bis an meine Grenzen, erfüllten mich aber auch mit großer Freude. Zunächst sang ich noch etwas zögerlich, nach sechs Monaten aber lautstark und aus vollem Herzen. Irgendwann konnte ich loslassen und mir erlauben, nur ich zu sein, authentisch und ohne Maske. Sein ohne Schein.

Nach dem erfolgreichen Abschluss meiner Medi-Yoga-Ausbildung wollte ich nicht aufhören und mich sofort weiterbilden. Also belegte ich Kurse in Reiki, Aromatherapie, Klangmassage und HRV/Herzratenvariabilität. Ausbildungen, die ich in erster Linie aus eigenem Interesse absolvierte, allerdings mit dem Hintergedanken, eines Tages damit arbeiten zu können. Heute bin ich dankbar, dass ich damals meiner inneren Stimme gefolgt war, meine zweifelnden Gedanken zur Seite geschoben hatte und einfach ins kalte Wasser gesprungen war. Das bescherte mir einen Flow-Zustand, in dem ich eine positive Erfahrung nach der anderen machte. Ich fühlte mich immer selbstbewusster und stärker. Ich vertraute mir wieder selbst, machte mein Leben nicht mehr von äußeren Umständen abhängig und bekam eine positive und zuversichtliche Lebenseinstellung. Endlich hatte ich meinen Weg gefunden. Und dieses Mal fühlte er sich richtig an.

Gleichzeitig beschäftigte ich mich mit meinen Glaubenssätzen und meinem Mindset. Ich hatte die meisten meiner beschränkenden Glaubenssätze erkannt und hinterfragt. Ich würde sie allerdings noch verändern und auflösen müssen. Das würde aber nicht von heute auf morgen gelingen, denn ich hatte jahrelang nach diesen Überzeugungen gelebt, die daher tief in mir verankert waren und mit den neuen Erkenntnissen kollidierten. Auf einmal war es in Ordnung, Emotionen zu zeigen, nach meinen eigenen Vorstellungen zu leben und nicht mehr perfekt sein zu müssen.

Wie sollte ich nach den neuen Glaubenssätzen leben, wenn ich überhaupt nicht wusste, wie ich diese verinnerlichen sollte?

Heute weiß ich, dass Geduld die Antwort darauf ist. Es braucht einfach Zeit, die neuen Glaubenssätze in den Alltag zu integrieren, sodass sie nach und nach in Fleisch und Blut übergehen. Ich setzte mir neue Grenzen, definierte meine Beziehungen neu, änderte meine Prioritäten, verabschiedete mich von Energieräubern und hörte auf meine innere Stimme und Emotionen.

Ich nahm an Entwicklungskursen teil, las weiterhin meine Bücher, beschäftigte mich mit positiven Affirmationen und meditierte. Immer wieder hinterfragte ich mich selbst und meinen inneren Kritiker auf den Wahrheitsgehalt meines Tuns und Denkens. Musste ich jetzt dies oder jenes wirklich machen?

Waren meine neuen Annahmen auch wirklich richtig? An welchen Stellen schaltete sich die Perfektionistin wieder ein, die in mir wohnte?

Noch nicht alles war heile Welt. Zeitweise verfiel ich wieder in meine alte Rolle, weil es mir in diesen Momenten leichter fiel und ich sie gewohnt war. Vor allem zu Hause und im Kreise meiner Familie, wo sich viele meiner alten Glaubenssätze geformt hatten, geschah das häufig. Hier wurde ich plötzlich wieder das Kind und die starke Schwester, die auf alle aufpassen »musste«. Ich spürte wieder das Gefühl, mich anpassen zu müssen, um dazuzugehören und mithalten zu können. Es dauerte, bis ich verstand, dass ich all das nicht mehr tun musste, dass mir niemand etwas aufzwingen wollte und dass die von mir selbst geforderte Anpassung nur Energie raubte und mich unglücklich machte. Nach jedem Familienbesuch war ich fix und fertig, weil ich wieder zu viel getrunken und zu wenig geschlafen hatte. Nie konnte ich die Zeit mit meiner Familie aus vollem Herzen genießen, weil ich nicht richtig anwesend war. In Schweden hatte ich mittlerweile einen sehr gesunden Rhythmus gefunden. Sobald ich aber das »sichere« Umfeld verließ, verfiel ich wieder in alte Muster.

~~~~~~~~~

*Ich spürte, dass der richtige Moment gekommen war, meinen bisherigen Lebensweg zu verlassen und Neues auszuprobieren. Die MediYoga-Ausbildung war hierfür der perfekte Einstieg. Ein Einstieg, der mir nicht immer leicht fiel. Denn schon die Zugfahrt zum Seminarort löste bei mir Stress aus. Die vielen Menschen im Zug, die Geräusche und die Hektik erzeugten Angstgefühle. Aber ich wollte nicht kneifen, sondern mich gerade diesen Situationen aussetzen und durchhalten. Ausgewählte Übungen halfen mir dabei, die Kontrolle zu bewahren, wodurch ich mich nicht mehr so ausgeliefert fühlte.*

*Da diese Strategie Erfolg hatte, entschied ich mich dazu, wieder zu fliegen, dieses Mal jedoch ohne Alkohol und Beruhigungstabletten. Die ersten zwanzig Minuten waren eine Herausforderung. Ich fühlte mich eingesperrt, meine linke Schulter schmerzte, ich bekam nur schlecht Luft und war leicht panisch. Trotzdem schaffte ich es, irgendwie ruhig zu bleiben, indem ich mich auf meinen Atem konzentrierte und meditierte. Anstatt meine Angst zuzulassen, redete ich mit ihr, sagte ihr, dass sie sich nicht zu sorgen brauche und alles bestens sei. Der Rückflug verlief dann schon sehr viel ruhiger.*

*Je öfter ich schwierige Situationen meisterte, umso leichter fielen sie mir mit der Zeit.*

*Durch den Beginn meiner Ausbildung wurde ich aus meiner täglichen Routine gerissen. Monatelang hatte ich Alexander zu seinem Arbeitsplatz begleitet und plötzlich war ich wieder auf mich allein gestellt, was anfänglich ein Gefühl der Überforderung in mir auslöste. Ich hatte große Angst, mich erneut zu verausgaben, die Kontrolle zu verlieren, Fehler zu machen und wieder von vorne anfangen zu müssen. Deshalb fuhr ich monatelang mit »angezogener Handbremse«, bis ich verstand, dass meine Ängste nicht berechtigt waren. Ich brauchte mich nicht mehr zu* sorgen, denn schließlich wusste ich nun, dass ich auf dem für mich richtigen Weg war. Einem Weg, der zu mir passte und mich nicht maßlos überforderte.

Ähnlich verhielt es sich mit dem Drang, immer etwas tun zu müssen. Ich »musste« zu meiner Ausbildung gehen und für das Medizinexamen lernen. Ich »musste« Termine einhalten, um meinen Verpflichtungen nachzukommen. Eigentlich musste ich überhaupt nichts und hätte sofort meine Ausbildung beenden können, nur sah ich das nicht. Jahrelang hatte ich mich mit dem »Müssen« unter Druck gesetzt und tat dies auch weiterhin.

Es dauerte, bis sich die neuen Verhaltensmuster durchsetzten. Das hat vor allem evolutionäre Hintergründe, denn der Mensch ist ein Gewohnheitstier und ein Großteil unseres Verhaltens läuft unbewusst ab, ohne dass wir es großartig bemerken oder hinterfragen. Bis zu neunzig Prozent unserer Persönlichkeit wird von unserem Unterbewusstsein gesteuert und nur zehn Prozent von unserem Verstand. Dadurch wird unser Hirn nicht unnötig belastet und kann sich auf die wichtigen Aufgaben im Leben konzentrieren. Deshalb ist es ratsam, von Zeit zu Zeit innezuhalten, um sich seinem »inneren Kritiker« zuzuwenden, seine Gedanken zu hinterfragen und sich eventuell bei falschen Glaubenssätzen zu ertappen.

Anfangs hinterfragte ich noch sehr wenig, was dazu führte, dass ich mich oft zu sehr verausgabte und erschöpft im Bett landete. Erst im Nachhinein bemerkte ich, was vorgefallen war und weshalb. Meistens wollte die Perfektionistin in mir wieder zu viel. Beispielsweise bei unserem Umzug in eine neue Wohnung. Ich war der Meinung, dass die neue Wohnung innerhalb weniger Tage perfekt möbliert, vollkommen ausgestattet und gemütlich *sein sollte. Vor allem diese Perfektionistin in mir fühlte sich in ihrer Rolle noch eine ganze Zeit sehr wohl.*

*Letztendlich war aber jeder Rückschlag auch ein Fortschritt, durch den ich mich besser kennenlernte. Durch meine Fehler wurde ich achtsamer und verstand immer mehr, wie ich tickte, was ich zu ändern hatte und weshalb. Auch wenn ich mich immer noch automatisch für meine Tränen entschuldigte oder schämte, wusste ich doch im nächsten Augenblick, dass Emotionen positiv sind und gezeigt werden durften.*

*Je bewusster ich mit mir umging, je öfter meine neuen Glaubenssätze durch positive Erfahrungen bestätigt wurden, desto mehr gingen sie in mein Unterbewusstsein ein. Regelmäßiges Training und praktische Anwendung führten allmählich zur Verfestigung der neuen Haltungen.*

Ich hatte gelernt, wie wichtig die Rolle des Unterbewusstseins ist. Daher hielt und halte ich die Kombination von Psychotherapie und Körperarbeit für den gesamten Genesungsprozess für sehr wichtig. Oft erreicht man nämlich das Unterbewusstsein schneller über den Körper als über die klassische Sprachtherapie. Eine Methode, mit dem Unterbewusstsein in Kontakt zu treten, ist die Hypnose. In der Hypnose wird das kritische Denken reduziert und der Fokus auf mögliche Lösungen gelegt, womit zum Beispiel veraltete Glaubensmuster aufgelöst werden können. Ich hatte großes Glück, dass mir damals in der Klinik eine Psychologin zugeteilt wurde, die sich sowohl auf meine Psyche als auch auf meinen Körper fokussierte und damit Bewusstsein und Unterbewusstsein gleichermaßen berücksichtigte.

*Je mehr ich mich von außen betrachtete, desto klarer wurde mir, dass ich nicht meine Gedanken und Gefühle bin, sondern Gedanken und Gefühle habe. Meine Gedanken erschaffe ich mir selbst, meine Gefühle ebenso. Ich lernte, dass wir im Schnitt zwischen 60000 bis 80000 Gedanken pro Tag denken, wovon die meisten unbewusst sind. Bis zu achtzig Prozent dieser Gedanken sind wiederkehrend und oft negativ.*

*Nach meinem Klinikaufenthalt waren meine Gedanken allmählich zuversichtlicher geworden, trotzdem landete ich immer noch in der Grübelfalle. Es gelang mir aber immer besser, das Gedankenkarussell zu stoppen, indem ich mir bewusst machte, dass die meisten meiner Sorgen unbegründet waren und mich nicht weiterbrachten. Oft stellte ich mir dabei ein rotes Stoppschild vor, also ein visualisiertes Verbot des Weiterdenkens. Wenn das mal nicht klappte, analysierte ich meine Gedanken und ließ mir Gegenargumente einfallen, die die negativen durch positive Gedanken ersetzen sollten. Zuletzt richtete ich meinen Fokus auf völlig anderes, zum Beispiel auf die Natur oder Kochen. Je öfter ich mein Gedankenkarussell unterbrach, desto weniger verfing ich mich darin.*

*Heute lande ich nur noch selten in der Grübelfalle, beschäftige mich aber trotzdem weiterhin mit meiner Gedankenhygiene. Da ich generell viel grübele und reflektiere, sind Meditation und Innehalten als Ausgleich für mich sehr wichtig. Immer, wenn ich meditieren möchte, sage ich zu Alexander, dass ich »kurz mit mir einchecke«. Manchmal meditiert er sogar mit, vor allem, wenn er einen hektischen Tag hinter sich hat und abschalten möchte.*

*Es gibt zahllose Arten zu meditieren. Freie und angeleitete, sitzende und aktive, mit Mantren und im Stillen, mit Fokus und ohne. Anfangs hatte ich den Sinn einer Meditation gar nicht begreifen wollen. Meine Psychologin hatte mir aber dazu geraten und ich ihren Ratschlag befolgt. Erst während meiner MediYoga-Ausbildung wurde mir bewusst, wie mächtig und wirkungsvoll Meditation sein kann und wie vielfältig einsetzbar sie ist. Sie kann helfen, sich seiner Gedanken bewusst zu werden, zu reflektieren, bestimmte Gefühle auszuleben, zu Einsichten zu gelangen oder das Gedankenkarussell anzuhalten. Es kommt ganz darauf an, wonach man sucht und was man braucht. Das kann je nach Tagesform unterschiedlich sein. An hektischeren Tagen brauche ich zum Beispiel eine Stimme, die mich durch die Meditation leitet, an ruhigeren Tagen genieße ich einfach nur die Stille. Bin ich mit mir nicht in Balance, höre ich mir positive Affirmationen an. Benötige ich Energie, singe ich ein Mantra. Schon nach dem ersten Mantra spüre ich förmlich, wie sich mein Körper mit Energie füllt. Es ist auch nicht nötig, stundenlang dazusitzen und zu meditieren, oft reichen einige Minuten aus.*

*Um meine Gedanken nicht mehr mit belastenden Eindrücken zu füttern, habe ich für mich einen Filter erstellt, der nur noch positive Eindrücke durchlässt. Ganz nach dem Motto: »Nur positive Schwingungen!«. Unser Leben ist das Produkt unserer Gedanken, das wusste schon der römische Kaiser und Philosoph Marc Aurel. Man kann also seinen Fokus selbst bestimmen und beeinflussen. Deshalb vermeide ich weitgehend Pressenachrichten, folge nur noch positiven Gruppen in sozialen Netzwerken und höre mir inspirierende Podcasts an. Ich fülle meine Gedanken nicht mehr mit Sorgen und Ängsten, mit belastenden Din-*

*gen und negativen Prophezeiungen, mit Themen, die mich nicht berühren oder ich nicht ändern kann. Das bedeutet aber nicht, dass ich kein Interesse an meiner Umwelt habe oder mir das Leben beschönige. Aber ich bestimme die Dosis und vermeide daher weitgehend Themen, die Ängste, Sorgen, Frustration, Ohnmacht oder Wut in mein Leben holen könnten.*

*Schon als Jugendliche hatte ich angefangen, Medien, bestimmte Schlagzeilen und Zeitungsartikel zu hinterfragen. Viele Schlagzeilen hatten ja nicht wirklich etwas mit meinem Leben zu tun. Warum sollte ich mich um öffentliche Personen sorgen, die ich persönlich nicht kenne? Ich bin mir sicher, dass sich viele Menschen Sorgen und Ängste selbst in ihr Leben holen, ohne es wirklich zu bemerken.*

*Seit ich mich bewusst dazu entschlossen habe, das Leben positiv anzugehen und weniger von äußeren Umständen abhängig zu machen, lebe ich um einiges glücklicher. Denn meine jahrelang gepflegte Einstellung »Erst wenn ich erfolgreich bin, bin ich glücklich« hatte mich nicht weit gebracht. Ich hatte gedacht, dass ich das Glück erst finden oder mir erarbeiten müsste, dass Glück ein Endziel ist. Heute weiß ich, dass mein Glück unabhängig von Beliebtheit, Bekanntheit, Perfektion oder Erfolg in mir steckt und kein euphorischer Ausnahmezustand sein muss.*

*Sicherlich können äußere Umstände wie Geld, ein neues Auto, schöne Kleider oder ein erfolgreicher Job Glücksgefühle auslösen. Diese Form des Glücks ist aber meist nur von kurzer Dauer. Ein längeres Glück verheißt das Streben nach inneren Werten und von innen kommender Zufriedenheit. Daher integriere ich in meinen*

*Alltag verschiedene »Glücksübungen«. Beispielsweise bedanke ich mich täglich für drei verschiedene Ereignisse, die mir der Tag bringt. Das kann das morgendliche Frühstück, guter Schlaf oder auch ein schöner Spaziergang sein. Anfangs wollte mir bei dieser Übung kaum etwas einfallen. Mittlerweile fällt es mir schwer, mich nur auf drei Dinge zu beschränken. Glück ist eine Entscheidungssache. Es ist also durchaus möglich, sein Mindset zu trainieren, um ein erfüllteres und glücklicheres Leben zu führen.*

*Mein Selbstfindungsprozess brauchte Zeit. Aber irgendwann fiel der innere Wandel auch meiner Familie und meinen Freunden auf. »Du hast dich total verändert, bist viel offener und entspannter«, hörte ich immer öfter. Natürlich hatte ich auch selbst bemerkt, dass ich nicht mehr diese innere Anspannung in mir verspürte und viel ausgeglichener war. Dennoch hatte ich nicht nur Tage, an denen ich Bäume hätte ausreißen können, sondern auch Tage, an denen ich sehr wenig Energie verspürte. Ich musste lernen, meinen Reset-Knopf an schlechten Tagen zu drücken und wusste, dass es eine lebenslange Aufgabe bleiben würde, das erreichte Gleichgewicht zu halten.*

## Meine zehn wichtigsten Einsichten:

- ≈ In der Stille liegen die Ängste, aber auch die Antworten.
- ≈ Das Hirn ist bequem, weshalb es neue Glaubenssätze nicht mag.
- ≈ Die Routine kann mir dabei helfen, neue Glaubenssätze in den Alltag zu integrieren. Sie kann mich aber auch davon abhalten, alte Gewohnheiten loszuwerden.
- ≈ Seit ich einen »Koffer« mit den unterschiedlichsten Methoden für verschiedene »Notfälle« dabeihabe, reise ich leichter.
- ≈ Jeder Rückschlag ist gleichzeitig ein Fortschritt. Er erlaubt mir, mich besser kennenzulernen.
- ≈ Das Leben ist das Produkt meiner Gedanken. Und meine Gedanken kann ich bewusst steuern.
- ≈ Mein Lebensweg wurde klarer, als ich anfing, ihn bewusst einzuschlagen und zu gehen. Zögerliche Schritte wurden zu bestimmten, bis sie meine Bestimmung wurden.
- ≈ Je mehr ich mich von meinen Ängsten entfernte, desto selbstsicherer und mutiger wurde ich.
- ≈ Glück ist kein Ziel, sondern eine Art zu leben.
- ≈ Gedankenhygiene: Ich überprüfe regelmäßig meine Gedanken auf Relevanz für mich. Positive Gedanken dürfen bleiben, negative Gedanken werden eliminiert.

*Wer mit sich selbst in Frieden leben will,
muss sich so akzeptieren, wie er ist.*

**Selma Lagerlöf**

# Die Hochsensibilität

*Das letzte noch fehlende Puzzleteil*

Das nun folgende Thema liegt mir ganz besonders am Herzen, da sich mit ihm mein gesamtes Leben veränderte. Wobei sich mein Leben bis zu diesem Punkt bereits ziemlich stark verändert hatte. Nun aber fand ich das letzte noch fehlende Puzzleteil, das alles in den Kontext brachte. Plötzlich verstand ich, weshalb ich war, wie ich war. Warum bestimmte Glaubenssätze nicht gut für mich waren und mich in den Burn-out trieben. Wieso ich als Kind schon immer das Gefühl hatte, nicht dazuzugehören und mich weltfremd fühlte. Weshalb ich mich vermehrt zurückgezogen hatte und die meiste Zeit im Pferdestall verbrachte. Weswegen mich größere Veranstaltungen überforderten und Small Talk anstrengte. Warum ich meine Gefühle unterdrückte und lange Zeit schwieg.

Ich lernte, dass ich zu den hochsensiblen Menschen gehöre, hatte aber bis zu diesem Zeitpunkt noch nie davon gehört. Als mir der Begriff zum ersten Mal begegnete, saß ich im Zug auf dem Weg nach Stockholm. Ich blätterte gerade eine Zeitschrift durch, als mein Blick auf das Wort »hochsensibel« fiel. Auch wenn mir der Begriff damals noch fremd war, sagte mir mein Bauchgefühl, dass ich den Artikel lesen sollte. Und diesem Gefühl folgte ich. Während des

Lesens füllten sich meine Augen mit Tränen und mir lief es eiskalt den Rücken herunter. Ich fühlte mich wie damals in der Klinik, als mir das Zwölf-Phasen-Modell vorgestellt wurde. In der Annahme, einen harmlosen Artikel aufgeblättert zu haben, war ich plötzlich komplett überfordert! Denn all das, was hier geschrieben stand, war eins zu eins ich. Jeder Satz und jedes Wort berührte zutiefst meine Seele. Einerseits war ich geschockt, denn ich hatte herausgefunden, dass es eine Bezeichnung für meinen Wesenszug gab. Andererseits fühlte ich mich erleichtert, eine Art Diagnose zu haben und nicht die einzige Betroffene zu sein. Laut internationaler Forschungen sind nämlich bis zu zwanzig Prozent der heutigen Weltbevölkerung hochsensibel. Die Wenigsten wissen jedoch davon. Mit einem Mal hatte ich das Gefühl, irgendwo dazuzugehören, verstanden zu werden und »normal« zu sein. Ich war also nicht kompliziert und überempfindlich, verklemmt und introvertiert, sondern einfach nur hochsensibel. Endlich konnte ich meiner Familie und meinem Umfeld erklären, weshalb ich früher so feinfühlig gewesen war, mich oft in mein Zimmer verkrochen hatte, nur ungern an gesetzten Abendessen oder Gesellschaften teilnahm, Treffen in letzter Sekunde absagte, kritische Bemerkungen sofort auf mich bezog, mich für alles und alle einsetzte und mir vieles zu Herzen nahm. Meine neue Erkenntnis sollte allerdings nicht dazu dienen, mein Verhalten zu rechtfertigen, sondern all das, was ich immer schon wusste, endlich aussprechen zu können. Dieser Artikel erteilte mir indirekt die Erlaubnis, hochsensibel zu sein, ich zu sein. Mein Verhalten war wissenschaftlich erklärbar und mit intensiven Forschungsergebnissen untermauert.

Sicherlich hatten meine falschen Glaubenssätze Mitschuld an meinem Burn-out. Es waren aber auch meine hochsensiblen Wesenszüge, die die totale Erschöpfung begünstigt hatten. Aber davon hatten weder meine Familie noch mein Umfeld oder ich selbst jemals etwas gehört. Daher hatte ich mich und mein Verhalten immer anpassen müssen, worunter mein sensibleres Nervensystem litt, da ich bei erhöhter Reizüberflutung weniger belastbar war und bin. Denn mein Wahrnehmungsfilter selektiert nur ungenügend die äußeren Einflüsse. Das resultiert in überdurchschnittlich vielen Eindrücken, die alle verarbeitet werden müssen. Diese Sensibilität betrifft aber nicht nur Hören, Sehen, Riechen, Schmecken oder den Tastsinn. Ich nehme auch Stimmungen und Energien viel intensiver wahr als die meisten Menschen meines Umfelds. Deshalb überfordern mich viele Menschen und laute Musik. Darum brauche ich oft länger, mich auf neue Umgebungen einzustellen und »runterzukommen«. Deswegen fühle ich mich in einer Großstadt nicht wohl und kann es nicht ausstehen, neben schwitzenden Menschen zu sitzen, selbst wenn es mein schwitzender Alexander nach dem Sport ist.

Der Artikel war ein wahrer Augenöffner für mich. Ich las weiter, dass hochsensible Menschen anfälliger für Stresskrankheiten sind, für Wärme und Kälte, empfindlicher auf Kaffee, Alkohol und andere Substanzen reagieren, eine erhöhte Schmerzempfindlichkeit haben und sich in der Regel schneller erschöpft fühlen. Auch haben sie oft Schwierigkeiten, sich abzugrenzen und mit Kritik umzugehen und grübeln sehr gern. Ich erkannte mich in jedem Beispiel und in jeder Aussage wieder. Aber was bedeutete das alles für mich? Dass ich nie wieder ein »normales« Leben führen könnte? Wie um Himmels willen würde ich in einer schnelllebigen Welt mit stetig zunehmenden multimedialen Reizen zurechtkommen? War deshalb eine meiner Wunschvorstellungen, lieber in der Vergangenheit geboren zu sein, weil mir die Vergangenheit einfacher und ruhiger erschien?

Heute weiß ich: Nur weil man hochsensibel ist, muss man sich nicht gleich in Watte einpacken. Sicherlich ist es wichtig, seine Belastungsgrenzen kennenzulernen, denn die sind bei Hochsensiblen oft niedriger als bei anderen Menschen. Trotzdem kann man ein ganz normales Leben führen, wenn man seine Grenzen und sein inneres Gleichgewicht berücksichtigt. Meine Grenzen stelle ich mir vor wie ein Haus mit Garten und einem Zaun ringsherum. In den Garten führen mehrere Türen, die aber nur ich nach innen öffnen kann. Somit bin ich es, die bestimmt, wer zu mir in den Garten kommt und wer nicht. Zu welcher Zeit Besuchszeit ist und wann ich allein sein möchte. Meine Grenze ist mal durchlässiger und mal weniger durchlässig, das kommt ganz darauf an, wie ich mich fühle. Nur weil mich Menschenmengen schnell überfordern, heißt das noch lange nicht, dass ich nicht auch mal eine Feier genießen kann. Das ist alles eine Frage des Gleichgewichts.

Die Hochsensibilität hat auch viele Vorteile, wie zum Beispiel eine intensivere Wahrnehmung, Empathie und Kreativität, ein höheres Einfühlungsvermögen, stärkeren Gerechtigkeitssinn und Effizienz bei Problemlösungen.

Ich kann mich an den kleinen Dingen des Lebens erfreuen, habe ein feines Gespür für Stimmungen und Lügen und sehe schnell das Verbesserungspotenzial in anderen Menschen. Ich bin ein aufmerksamer Zuhörer, rede aber auch gerne selbst, wenn ich mich wohlfühle. Ich führe sehr gerne tiefsinnige Gespräche und gebe Tipps, da es mich glücklich macht, anderen Menschen helfen zu können. Ich beobachte und analysiere, bin immer zuverlässig und habe einen ausgeprägten Gerechtigkeitssinn. Aber auch diese Stärken können schnell zu Schwächen werden, nämlich dann, wenn man sich keine Grenzen setzt und sich verausgabt.

Um ein Beispiel zu nennen: Von Natur aus verfügen hochsensible Menschen über ein sehr hohes Maß an Empathie. Sie betrachten das Leben aus sehr einfühlsamen und fürsorglichen Augen und können die Gefühle und Empfindungen von Menschen und Tieren erkennen und nachempfinden. Diese Gabe (so sehe ich es mittlerweile) bemerkte ich schon sehr früh. Ob im Pferdestall oder in meinem Umfeld, ich wusste immer genau, was los war und wie es allen ging. Ich konnte die Probleme anderer erfühlen, sie wurden förmlich zu meinen. Ich saß sozusagen mit meinem Gegenüber im selben Boot und fühlte mich genauso verletzt und traurig. Deshalb wurde es jetzt unheimlich wichtig, mich emotional zurückzunehmen, die Sichtweise zu ändern und mich herauszunehmen, die jeweilige Situation »von oben« zu betrachten, also eine andere Perspektive einzunehmen. Seitdem kann ich hilfreich zur Seite stehen, ohne mich selbst zu belasten. Nur so gelingt es auch Psychologen und Ärzten, ihren Beruf professionell auszuüben und die vielen emotionalen Belastungen durchzustehen. Meine emotionale Abgrenzung war eine große Herausforderung, gleichzeitig aber notwendig, um mein inneres Gleichgewicht und mein Verhalten aufeinander abzustimmen.

Mittlerweile habe ich meine Hochsensibilität lieben gelernt, auch wenn sie mir manchmal noch ziemlich auf die Nerven geht, da eine Grenzüberschreitung immer mit einer Zwangspause verbunden ist. Ob man zu dieser Zwangspause Zeit hat oder nicht, ist der Hochsensibilität egal. Sie weiß nämlich genau, wann sie überfordert ist und schreit dann ganz laut mithilfe unterschiedlicher Symptome: Angst, Erschöpfung, Antriebslosigkeit und Kopfschmerzen. Symptome, die ich oft nach großen Familienbesuchen spürte, weil ich mich wieder einmal nicht an meine Grenzen gehalten hatte.

Heute widerfährt mir das kaum noch, weil ich meine Grenzen kenne und sie akzeptiere. So gemütlich der Abend auch sein mag, ich weiß, dass ich meine acht Stunden Schlaf brauche. Und so verlockend ein weiteres Glas Wein ist, ich weiß, dass es mir nicht guttut. So gerne ich den ganzen Tag mit meiner Familie verbringen möchte, heute weiß ich, dass ich zwischendurch Ruhe brauche. Ich musste verstehen, dass Selbstfürsorge nichts mit Egoismus zu tun hat und dass es normal ist, sich erst um sich und dann um andere zu kümmern. Und dass man auch mal ohne schlechtes Gewissen »Nein« sagen darf.

All das ist nötig, um meine Energien zu schützen und meinen Akku aufzuladen, um voll anwesend sein zu können und die Zeit mit meiner Familie in vollsten Zügen zu genießen.

Bei den Familientreffen kommt häufig die »halbe Stunde« ins Spiel, für die ich mittlerweile bekannt bin. Einfach eine halbe Stunde nichts tun, das ist mein Geheimrezept. Man muss tatsächlich nicht aktiv seine Energien aufladen, das geschieht durch Nichtstun von ganz allein. Augen zu, ein paar tiefe Atemzüge nehmen, loslassen und entspannen, damit sich Körper wie auch Geist erholen können.

Während ich dieses Buch schrieb, ging ich täglich spazieren. Einerseits um mich zu bewegen und frische Luft zu schnappen, andererseits um abzuschalten. Das war zumindest meine feste Absicht. Vor allem während der ersten Schreibwochen steckte ich häufig in meinen Gedanken fest: Was kann ich dem Leser noch vermitteln? Musste ich manches vielleicht umschreiben? Wie kann ich das Kapitel am besten beenden? Die Natur und frische Luft nahm ich dabei überhaupt nicht wahr, auch wenn ich es immer wieder versuchte. Natürlich waren es keine belastenden Gedanken, trotzdem hielten sie mich fest und erlaubten mir nicht, im Hier und Jetzt zu sein. Also zwang ich mich abzuschalten, indem ich mich nach meinen Spaziergängen auf eine Massageliege legte und den Vibrationen meiner Klangschalen so lange lauschte, bis ich mich im stabilen »Offline«-Modus befand. Denn in diesem Modus schreibe ich am besten. Besteht eine gute Kopf-Bauch-Verbindung, kann ich intuitiv schreiben und mich entsprechend ausdrücken. Dann bin ich kreativ und schaffe viel mehr.

Deshalb ist es für mich sehr wichtig, immer mal wieder innezuhalten, um kein Kopfweh zu bekommen und bei Kräften zu bleiben. Wenn ich mal nicht spazieren gehen oder dem Klang meiner Klangschalen folgen kann, höre ich mir eine Meditation an oder singe ein Mantra. Je öfter ich mir diese halbe Stunde erlaube, desto schneller komme ich in die Entspannung, als ob Körper und Geist gelernt hätten, was zu tun ist.

Zeit habe ich für diese halbe Stunde immer. Und wenn nicht, dann schaffe ich sie mir. Das ist eine Frage der Disziplin und der Prioritäten. Spaziergang versus Mittagspause vor dem Computer. Eine halbe Stunde Entspannung versus eine weitere Netflix-Serie. Eine halbe Stunde früher aufstehen und joggen gehen versus spät ins Bett gehen. Am Wochenende einfach mal nichts tun versus bis in die Puppen feiern.

Indem ich Hochsensibilität als eines meiner Persönlichkeitsmerkmale erkannte, hatte ich einen großen Schritt getan. Der größte Schritt stand mir aber noch bevor – wie sollte ich zukünftig mit dieser Erkenntnis umgehen und mit mir im Gleichgewicht bleiben?

Dafür musste ich zunächst meine Energiespender und -räuber erkennen und dann lernen, damit zu arbeiten. Für mich bedeutete das, Einladungen früher zu verlassen, mich von bestimmten Menschen abzugrenzen, öfter eine Pause einzulegen, täglich in der Natur spazieren zu gehen und weiterhin regelmäßig zu meditieren. Anfangs fühlte ich mich dabei wie eine Nonne, eine Spaßbremse, ein Sensibelchen und eine Mimose. Ich merkte schließlich selbst, dass ich schneller angestrengt war und damit auch meine Mitmenschen anstrengte. Oft musste ich mich bei Alexander entschuldigen, wenn ich wieder einmal ohne ihn nach Hause gegangen war oder einen Tag Auszeit gebraucht hatte.

Es dauerte eine Weile, bis ich mich nicht mehr entschuldigte und meinen Zustand als Normalzustand akzeptierte. Noch lange hatte ich das Gefühl, mich anpassen zu müssen, um mithalten zu können. Gleichzeitig wusste ich, dass ich durch diesen Anpassungsdruck meinem Glück im Weg gestanden und unbewusst dagegen revoltiert hatte.

Heute möchte ich nicht mehr mithalten, mich nicht anpassen müssen und dabei meine Gesundheit aufs Spiel setzen. Ich habe mich voll akzeptiert und bin glücklich darüber, intensiver und bewusster durch die Entwicklungen und Erkenntnisse der vergangenen Jahre leben zu dürfen. Ich lebe das Leben, das zu mir passt und das das Beste in mir zum Vorschein bringt. Ein Leben, auf das ich mittlerweile stolz bin, auch wenn es nicht dem Mainstream entspricht.

Sicherlich wäre es für mich, meine Familie und alle Menschen in meiner Umgebung einfacher gewesen, wenn sie früher gewusst hätten, wie ich ticke. Andererseits hätte ich nicht die Erfahrungen gemacht, die ich gemacht habe. Die mich zu dem Menschen haben werden lassen, der ich heute bin. Ich kann meinen Eltern keinen Vorwurf machen, dass sie eine Hochsensibilität nicht kannten und erkannten. Niemandem hatte ich erzählt, dass ich oft einsam und unglücklich war, mich anders und verloren fühlte. Vielleicht erging es ja anderen genauso und das war das normale Leben? Sicherlich gab es Anzeichen für meine Hochsensibilität, aber was helfen diese, wenn man sie nicht interpretieren kann? Wenn sie einem nicht auffallen? Wenn sie sich nicht zuordnen lassen? Ich selbst wusste damals ja auch nicht, was mir all meine Stresssymptome sagen wollten.

Meine Mutter stand mir während des gesamten Schreibprozesses zur Seite. Ich schrieb, sie korrigierte. Ich stellte Fragen, sie gab mir Tipps. So arbeiteten wir uns voran, Woche für Woche und Monat für Monat. Im Vorfeld hatte ich ihr nichts über den Inhalt des Buches verraten und war mir oft nicht sicher, wie sie meine Seiten aufnehmen würde. Als ich ihr das Kapitel über die Hochsensibilität schickte, war mir flau im Magen. Wird sie es verstehen? Kann sie es nachvollziehen? Stuft sie es vielleicht auch nur als eine »Modeerscheinung« ein, so wie es viele andere Menschen tun? Einige Stunden nach der Übermittlung des Kapitels klingelte mein Handy. Es war meine Mutter. Nervös hob ich ab.

»Hallo, meine Maus, ich habe gerade dein Kapitel über die Hochsensibilität gelesen. Das ist wirklich gut geschrieben, nur hatte ich von alledem keine Ahnung! Hätte ich das bloß vor dreißig Jahren gewusst! Aber du hast dich nie auffällig verhalten. Wie hätte ich ahnen können, dass du hochsensibel bist und dich lange Zeit falsch gefühlt hast?«

Ich hörte an ihrer Stimme, dass es ihr leidtat, was mir wiederum leidtat:

»Mami, du konntest das nicht wissen. Ich weiß es ja auch erst seit einigen Monaten! Ich bin aber heilfroh über die Erkenntnis, denn die erklärt mir und wahrscheinlich auch dir so einiges.«

Heute wissen wir beide: Auch stille Wasser sind tief.

Nach unserem Gespräch bestellte sich meine Mutter ein Buch über die Hochsensibilität. Ich hatte sie nicht darum gebeten, aber sie wollte es. Auch wenn ich nun erwachsen war und in Schweden wohnte, wollte sie ihr Kind verstehen lernen, was mich immer noch zu Tränen rührt.

Inzwischen versteht sie sehr gut, weshalb ich bin, wie ich bin. Dass ich mehr Ruhe brauche und mich öfter zurückziehe, früher ins Bett gehe und stundenlang in den Wald spazieren gehe und mir Grenzen setze.

Seit ich weiß, wie ich ticke, fällt es mir leichter, damit umzugehen und mein Leben danach auszurichten. Ich bin dankbar, dass ich damals im Zug meinem Bauchgefühl gefolgt war und mir den Artikel über die Hochsensibilität durchlas, der sicherlich nicht nur mir, sondern vielen weiteren Lesern helfen konnte. Ich hoffe, dass auch dieses Kapitel bei einigen den Schatten des »Ich bin nicht normal«-Gedankens verschwinden lässt und Licht ins Dunkel bringt.

Neben meinem »durchlässigen Gartenzaun« hat mir die Zuwendung zur Spiritualität sehr geholfen. In vielen wissenschaftlichen Arbeiten und Büchern wird Hochsensibilität in Verbindung mit Spiritualität genannt. Sind alle hochsensiblen Menschen natürlich spirituell? Vielleicht ja, vielleicht nein. Das kommt ganz darauf an, ob man sich seiner Sensibilität bewusst ist und wie man damit umgeht. Vor meinem Burn-out war ich mir meiner spirituellen Seite nicht bewusst, weil ich sie nicht zuließ. Mittlerweile bin ich spirituell, so wie viele andere Menschen auch. Ich kenne niemanden, der spirituell, aber nicht sensibel ist. Spiritualität bedeutet letztendlich, sich intensiv mit dem Leben auseinanderzusetzen. Viele Menschen sehnen sich nach Selbsterkenntnis und der Erfahrung existenzieller Verbundenheit, die man in der Spiritualität finden kann.

Meine Spiritualität hilft mir, mit der anstrengenden Außenwelt besser zurechtzukommen, indem sie mir eine ausgeglichenere Innenwelt schafft. Sie gibt mir Halt und Sinn, Orientierung und Kraft und beantwortet mir Fragen, die mir das tägliche Leben nicht beantworten kann. Sie vermittelt mir das Gefühl von Verbundenheit und Zugehörigkeit und lässt mich an Größeres glauben.

Die Spiritualität hat mir geholfen, den Tod meines kleinen Bruders zu akzeptieren. Auch wenn ich ihn immer noch schrecklich vermisse, weiß ich gleichzeitig, dass er immer bei mir ist und auf mich aufpasst. Manchmal schickt er mir sogar Zeichen und erscheint mir in meinen Träumen. Vor einigen Tagen ließ er mich wissen, dass er verdammt stolz auf mich sei, da ich dieses Buch schreibe.

Für mich ist Spiritualität keine Religion und auch keine Philosophie, auch wenn sie ähnliche Ansätze hat. Letztendlich ist Spiritualität etwas sehr persönliches und kann von Mensch zu Mensch unterschiedlich sein. Spiritualität umfasst viele verschiedene Themenbereiche wie Astrologie, Tarot, Numerologie, Schamanismus, Medialität oder Meditation – um nur einige zu nennen. Seit ich in diese Materie eingetaucht bin, lerne ich ständig dazu und kann mich stundenlang mit den unterschiedlichsten Themen beschäftigen.

# Meine zehn wichtigsten Einsichten:

- ≈ Ich bin hochsensibel und nehme äußere Reize intensiver wahr als mein Umfeld.
- ≈ Ich stecke voller Emotionen und Gefühle.
- ≈ Ich habe gelernt, mir Grenzen zu setzen und »Nein« zu sagen. Auch zu mir selbst.
- ≈ Ich passe immer dazu. Denn ich muss nicht dazupassen.
- ≈ Wenn ich mich gut fühle, fühlen sich alle besser.
- ≈ Ich habe meine Energieräuber wie auch meine Energiespender kennengelernt.
- ≈ Ich habe immer Zeit für mich selbst. Und wenn nicht, schaffe ich sie mir.
- ≈ Ich lebe das Leben, das zu mir passt und das Beste in mir hervorbringt.
- ≈ Meine bisherigen Erfahrungen haben mich zu dem Menschen werden lassen, der ich heute bin.
- ≈ Ich habe meinen Halt in der Spiritualität gefunden. Sie lässt mich an Größeres glauben.

*Erfolg kommt dann, wenn du tust,
was du liebst.*

Unbekannter Autor

# Auf Wiedersehen, altes Leben ...
## *Meine innere Umkehr*

Mein heutiges Leben sieht komplett anders aus als noch vor drei Jahren. Ich lebe bewusster und intensiver, glücklicher und präsenter und nehme mir mehr Zeit für mich selbst. Ich habe gelernt, mich abzugrenzen und regelmäßig innezuhalten, Nein zu sagen und auf mein Bauchgefühl zu vertrauen. Ich habe keine Angst mehr vor dem Ungewissen, brauche keine festgezurrten Pläne mehr und spüre, dass alles gut ist und sein wird. Die Begriffe Burn-out und Erschöpfungsdepression jagen mir keinen Schrecken mehr ein, denn inzwischen weiß ich, dass ich die damit verbundenen Symptome beeinflussen kann. Ich habe Methoden gefunden, die mir helfen, mit meiner Hochsensibilität zurechtzukommen, die mir das Entspannen erleichtern und meine Gedanken beruhigen.

Sicherlich stehen auch mir noch Herausforderungen bevor. Und es gibt nach wie vor Tage, an denen ich mich am liebsten in mein Bett verkriechen würde. Ich will hier nichts schönreden, auch mein Leben ist nicht perfekt, inzwischen bin ich aber glücklich. Denn ich habe mich lieben gelernt, mit all meinen Schwächen und Stärken. Ein Film kann mich zum Nachdenken bringen, ein anderer zum Tanzen. An manchen Tagen gehe ich bestimmten Liedern aus dem Weg, an anderen brauche ich sie. In einem Moment weine ich, im nächsten lache ich. Mein heutiges

Leben ist angefüllt mit Emotionen und Gefühlen. Gefühle, die ich inzwischen anerkenne, durchlebe und mit denen ich gelernt habe umzugehen.

Ich lese weiterhin Bücher und höre mir Podcasts an, um inspiriert zu bleiben und mich besser kennenzulernen. Auch meditiere ich noch regelmäßig, ernähre mich gesund und pflege einen gesunden Lebensstil, um bei Kräften zu bleiben. All das ist und wird für mich und mein inneres Gleichgewicht immer wichtig sein.

Ich habe eingesehen, dass es Jobs gibt, in denen ich meine Fähigkeiten und mein Wissen unter Beweis stellen kann und die gleichzeitig eine für mich sinnvolle Tätigkeit darstellen, mir eine gewisse Flexibilität ermöglichen und mit denen ich auch meinen Lebensunterhalt bestreiten kann. Für hochsensibel veranlagte Menschen ist es aufgrund der intensiveren Wahrnehmung von Unzufriedenheiten oft schwieriger, eine passende Berufswahl zu treffen. Häufig wählen sie aus Unwissenheit den falschen Weg und erleben dann einen Zusammenbruch oder sind zutiefst unglücklich. Bei mir äußerte sich das damals in einem Gefühl von Panik. Was mache ich hier? Was ist der Sinn meiner Arbeit? Wie halte ich das ein Leben lang durch? Oft wurde mir bei diesen Gedanken ganz schlecht und ich wollte einfach nur weglaufen. Jahrelang irrte ich in der Geschäftswelt umher und wechselte ständig meinen Job, weil ich mich unterfordert und eingesperrt fühlte, keinen Sinn in meinen Aufgaben sah und mich alles stresste.

Es war aber nicht nur die Arbeit, die mich unzufrieden stimmte, denn ich hatte auch Probleme mit mir selbst. Der beste Job der Welt hätte mich damals nicht glücklich machen können, da ich mich selbst nicht mochte. Deshalb war meine Selbstfindung auch so unglaublich wichtig. Ich musste meine innere Unzufriedenheit loswerden, den Ballast abwerfen und mein Leben neu strukturieren.

Dieses Mal wollte ich alles richtig machen. Ich probierte aus, bildete mich weiter, fing an zu schreiben und sitze jetzt hier. Vor meinem Computer. Mit zig Überlegungen, wie es weitergehen soll. Wann wäre wohl der richtige Zeitpunkt, eine eigene Praxis zu eröffnen? Oder ein weiteres Buch oder einen Blog zu schreiben? Auf jeden Fall habe ich meine Berufung gefunden. Denn eine Berufung muss meiner Meinung nach kein bestimmter Titel oder Job sein. Eine Berufung ist für mich der Einklang von Gefühlen und dem Wissen, weshalb man auf dieser Erde ist. Dazu brauchte es Antworten auf die Fragen, was meine Aufgabe ist und wofür ich mich begeistern kann. Wer ich bin und was mich glücklich macht.

In meinem Fall ist es der Herzenswunsch, Menschen in schwierigen Zeiten zur Seite zu stehen und zu unterstützen. Ich möchte einen Rückzugsort schaffen, der Personen eine Verschnaufpause und die Möglichkeit bietet, sich besser kennenzulernen und mit sich in den Kontakt zu treten. Einen Platz, der Wissen mit Praxis verbindet, Körper und Geist zusammenführt und an dem man sich wohl und geborgen fühlt. Ein Ort mit Tieren und Natur, mit Stille und Musik und mit Tränen und Gelächter. Schon in der Klinik schwebte mir Ähnliches vor, nun arbeite ich an der Verwirklichung. All meine Interessen kann ich darin vereinen: Meine Begeisterung für Ernährung, Körperarbeit, Hotellerie, Spiritualität, Psychologie und Naturheilkunde.

Ich spüre, dass es für mich diesen Platz geben wird. Auch wenn mir davor vielleicht noch andere Aufgaben bevorstehen, um mich auf das vorzubereiten, das kommen mag. Denn inzwischen vertraue ich dem Schicksal und halte mich an keinen fixen Plänen mehr fest. Ich weiß, dass ich eine gewisse Flexibilität brauche, um nicht wieder in den Tunnel zu geraten (Tunnelblick). Hätte ich dieses Buch strikt nach Plan geschrieben, wäre es nicht so wie es heute ist, denn solch ein Buch entwickelt sich erst während des Schreibens. Wäre ich nicht meinem Bauchgefühl gefolgt, hätte ich mich nicht in MediYoga und weiteren Bereichen ausgebildet, die mir geholfen haben, zu mir selbst zu finden und mit etwas zu arbeiten, das mir Spaß macht. Genauso war es mir ein Anliegen, dieses Buch zu schreiben. Wenn man seine Passion gefunden hat, dann läuft es. Mit Ausbildung oder ohne.

Hochsensible Menschen wählen oft für sie besonders geeignete Berufsausbildungen mit musisch-künstlerischen, medizinisch-pflegenden oder psychologischen Schwerpunkten. Auch wenn sie damit ihrer Berufung folgen, sollten sie sich auch weiterhin mit ihrer Veranlagung auseinandersetzen, um nicht doch auszubrennen. Hochsensible sind nun mal sehr begeisterungsfähig und laufen schnell Gefahr, sich über ihre Belastungsgrenzen hinaus einzusetzen. Ich denke da zum Beispiel an eine gute Freundin, die es sich zur Mission gemacht hatte, Flüchtlingen bei der Integration in Deutschland zu helfen und sich selbst dabei aus den Augen verlor. Oder an eine mir bekannte Tierärztin, die immer erreichbar sein wollte und nicht Nein sagen konnte, bis sie gezwungen war, letztendlich doch Nein zu sagen. Beide liebten ihren Job, bis sie umfielen. Deshalb ist es so wichtig, die eigenen Grenzen kennenzulernen und danach zu leben. Das kann ich nicht oft genug betonen.

Ist es allerdings aufgrund äußerer Umstände nicht möglich, den Traumberuf zu wählen, sollte man die Freizeit bewusst für Hobbys nutzen, die Spaß und Energie bringen. Abschalten und im Hier und Jetzt sein, das ist wichtig! Beispielsweise durch Aktivitäten, bei denen man Zeit und Raum vergisst und einfach nur »Ich« und bei sich selbst sein kann. Bei mir sind das zum Beispiel Pferde, Fotografie, Kochen, Lesen und Schreiben.

Wie sagt man so schön: Niemand weiß, was er kann, bevor er es versucht. Und genauso tastete ich mich zurück in den Alltag – ich probierte aus. Was tut mir gut und interessiert mich? Worin liegen meine Stärken und was mache ich gerne? Was möchte ich in dieser Welt verwirklichen? Indem ich lernte, mich auf mich selbst zu konzentrieren anstatt auf mein Umfeld, fand ich zu meiner innersten Berufung. Dazu trug auch das Schreiben dieses Buches bei. Und natürlich all meine Ausbildungen, die ich seit meinem Burn-out absolvierte. Ausbildungen, die mich in erster Linie interessierten und mir erlaubten, mich besser kennenzulernen, mich in Einklang mit mir selbst brachten und mich heilten. Erst später entstand der Wunsch, mein Wissen zu teilen und damit professionell zu arbeiten. Ich wollte erst bei mir »aufräumen«, um dann aus dieser Erfahrung anderen zur Seite stehen zu können. Inzwischen kenne ich einige, die ihre Hobbys zum Beruf gemacht haben. Es ist also nichts unmöglich. Und es ist auch nie zu spät.

Mit diesem »zu spät« hatte ich allerdings einige Monate lang zu kämpfen. Und zwar gerade, weil es mir besser ging, ich mich leichter fühlte und der innere Stress nicht mehr so präsent war. Hatte ich bis dahin mein Leben vergeudet? Meine ersten 29 Jahre weggeschmissen? Denn mittlerweile fühlte ich mich »dauerglücklich« und hatte Angst, dass sich dieses Gefühl wieder in Luft auflösen könnte. Was, wenn mir jetzt etwas Schlimmes zustoßen würde? Wenn ich plötzlich die Welt verlassen müsste, aber nie richtig gelebt hätte? Denn endlich wusste und weiß ich, wie es sich anfühlt, glücklich zu sein, tiefe Liebe und Dankbarkeit in Partnerschaft und Familie zu verspüren. Gefühle, die mir lange Zeit fremd waren, aber jetzt ein Teil von mir sind. Es dauerte, bis ich mein volles Glück akzeptierte und nicht länger hinterfragte. Es ist wichtig, für dieses Glück zu kämpfen, in welchem Alter auch immer. Ein erfüllter Tag ist besser als keiner.

Am Ende dieses Kapitels möchte ich gerne beschreiben, warum ich dieses Buch überhaupt geschrieben habe. In erster Linie tat ich es für mich selbst. Um meine Gedanken zu sortieren und das Geschehene zu verarbeiten. Um die Hintergründe meines Burn-outs zu erforschen und meine Fragen zu beantworten. Nicht einmal in meinen wildesten Träumen hätte ich mir ausmalen können, dass mein Burn-out-Tagebuch eines Tages veröffentlicht werden würde. Ein Bekannter fand das Thema spannend und nannte mir einen Verlagsagenten, der verschiedene Buchverlage kontaktierte und mein Manuskript vorstellte. Absagen, Anpassungen, Verhandlungen und schließlich nach fast einem Jahr die finale Zusage – wofür ich mehr als nur dankbar bin!

Anfangs war ich mir nicht ganz sicher, ob meine Geschichte auch wirklich interessant genug ist. Ob sie dem Leser weiterhelfen würde und relevant ist. Dann erinnerte ich mich an meine Zeit in der Klinik. Eine Zeit, in der ich nicht genau gewusst hatte, was mit mir los war, wie es weitergehen sollte. Eine Zeit, in der ich mich unheimlich einsam fühlte, keinem glauben wollte und das Licht am Ende des Tunnels nicht mehr sah. Heute weiß ich: Es fehlte mir ein Erfahrungsbericht von jemandem, der Ähnliches durchgemacht hatte. Der es geschafft hatte, den Burn-out zu besiegen und wieder ein »normales« Leben zu führen und dadurch in der Lage war, Hoffnung zu geben und motivierende Worte zu sprechen.

Heute kann ich dieser Jemand für Sie sein. Und darauf bin ich recht stolz. Denn ich habe es geschafft, mich aus diesem Loch zu befreien, endlich die Maske fallen zu lassen und authentisch zu sein. Dadurch kann ich diejenige sein, die Sie versteht und Ihnen zur Seite stehen kann, wenn Sie es mir erlauben und mir vertrauen. Dabei bin ich auch realistisch, nenne die Dinge beim Namen und beschönige nichts. Ich kann Ihnen nicht oft genug die Dringlichkeit des »an sich Arbeitens« ans Herz legen. Werden Sie aktiv, auch wenn Sie meinen, die Depression verurteile Sie zu alternativloser Passivität.

Ich bin mir ziemlich sicher, dass ein Buch wie dieses mir damals die Augen geöffnet hätte, dass es mir auf die Sprünge geholfen und mir einiges erklärt hätte. Ich musste den längeren Weg nehmen und eigene Fehler und Erfahrungen machen, um dorthin zu kommen, wo ich heute bin. Wobei kein Heilungsweg und keine Depression und ihre Ursachen und Symptome einander gleichen. Dazu sind die jeweiligen Umstände, die Prägungen der Vergangenheit und die inneren Überzeugungen zu individuell und unterschiedlich. Was jedoch gleich ist, sind die Gefühle. Die Gefühle der inneren Leere und Hoffnungslosigkeit, die Antriebslosigkeit und Niedergeschlagenheit. Gefühle, die gar nicht so ungewöhnlich sind, wie ich über die Jahre festgestellt habe. Man muss nämlich gar nicht erst ausbrennen, um unglücklich zu sein. Ich kenne einige Menschen, die mit ihrem Leben unzufrieden sind, dies zwar täglich äußern, aber den Zustand gewissermaßen akzeptiert haben. Um sich davon abzulenken, greifen sie oft zu Alkohol und Drogen. Und plötzlich sind das abendliche Glas Wein oder der tägliche Joint die Normalität. Beides deutet auf das Gleiche hin – es stimmt etwas nicht. Wenn mich mein Burn-out damals nicht zum Hinschauen gezwungen hätte, weiß ich nicht, wo ich heute wäre. Sicherlich würde ich nicht so konsequent an mir arbeiten, wie ich es mittlerweile tue. Ich will nicht länger mit angezogener Handbremse fahren, sondern mein volles Potenzial entfalten. Ein Potenzial, das in jedem steckt. Auch in Ihnen. Davon bin ich überzeugt.

Ich habe das Buch so geschrieben, wie ich es mir damals erträumt hatte. Ein Buch, das offen und ehrlich ist, gleichzeitig aber auch positiv. Denn das war mein Burn-out letztendlich auch – ein notwendiger Weckruf. Auch wenn ich in der dunklen Zeit nicht sehr viel sehen und vor allem spüren konnte, war mein Zustand nicht sinnlos. Denn alles hat seinen Sinn und nichts passiert ohne Grund. Womöglich ist Ihnen dieses Buch nicht zufällig in den Schoß gefallen. Vielleicht befinden Sie sich gerade eben in Ihrer Selbstfindungsphase und meine Worte helfen, weitere Schritte zu gehen. Oder Sie klappen das Buch zu und finden es unsinnig. Das kann natürlich auch passieren. Ich legte einige Bücher auf die Seite, da ich den Inhalt anfangs nicht verstand. Nach einigen Monaten las ich das Geschriebene mit anderen Augen, weil ich mich weiterentwickelt hatte. Vergessen Sie also nicht: Der Tag, an dem Sie den Samen pflanzen, ist nicht der Tag, an dem Sie die Frucht essen.

## Meine zehn wichtigsten Einsichten:

- ≈ Ich habe alles in mir, was ich für ein glückliches Leben brauche.
- ≈ Kein anderer als ich kann mir die für ein gelingendes Leben nötige Selbstliebe geben.
- ≈ Berufung ist die Erkenntnis des Daseins.
- ≈ Erst wenn ich in meinem Leben aufgeräumt habe, kann ich anderen Menschen beim Putzen helfen.
- ≈ Ein erfüllter Tag ist besser als keiner.
- ≈ Ich habe gelernt, mein Leben nach meinen Wünschen, Werten und Lebensprinzipien zu gestalten.
- ≈ Alles im Leben hat einen Sinn, auch wenn ich ihn nicht immer sofort sehen kann.
- ≈ Mein Wohlergehen überlasse ich nicht mehr dem Zufall, sondern entscheide mich bewusst jeden Tag dafür.
- ≈ Meine persönliche Weiterentwicklung ist eine lebenslange Reise.
- ≈ Es geht nicht darum, mein Leben von heute auf morgen perfekt zu gestalten, sondern jeden Tag so gut wie möglich zu meistern und dies immer aufs Neue zu wiederholen.

Teil 3

# Ein Blick von außen

*Meinungen Angehöriger*

Mein Burn-out kam nicht von heute auf morgen. Meine Verhaltensänderungen auch nicht. Jahrelang spielte ich die Rolle der »starken Sophie«, bis plötzlich nichts mehr ging. Die Diagnose einer Erschöpfungsdepression schockierte nicht nur mich, sondern mein gesamtes Umfeld. Immer wieder wurde ich zu den Ursachen meiner Krankheit befragt. Doch lange Zeit wusste ich auf diese Frage keine passende Antwort.

Die perfekte, starke Sophie hatte sich plötzlich in ein schwaches, hilfloses Mädchen verwandelt, das Depressionen hatte und auf professionelle Hilfe angewiesen war. So hatte ich damals auf andere gewirkt. Niemand, auch ich nicht, konnte zu diesem Zeitpunkt ahnen, dass der Burn-out ein notwendiger Weckruf für mich war und mir die Möglichkeit eröffnete, zu mir selbst zu finden.

Diese »Verwandlung« geschah jedoch nicht von heute auf morgen. Über zwei Jahre kämpfte ich mich zurück in ein anderes, glücklicheres Leben – und meine Liebsten mit mir. Sie erlebten meinen Burn-out hautnah mit, was sicherlich nicht immer einfach für sie war. Denn einerseits war ich zwar die vom Burn-out allein Betroffene, andererseits war natürlich mein gesamtes Umfeld von meinem Leiden berührt. Nächtliche Anrufe, Wutausbrüche, Zusammenbrüche, Tränen und Hoffnungslosigkeit, all das bekamen sie eins zu eins mit. Zustände, die im höchsten Maße besorgniserregend waren und Momente, die ein Leben lang im Gedächtnis bleiben werden. Die Unterstützung meiner Familie und Freunde war extrem wichtig für mich. Und für diese Unterstützung bin ich ihnen ewig dankbar.

Ich bin froh, ein so starkes Support-Team in diesen schweren Zeiten an meiner Seite gehabt zu haben. Meinen Verlobten, den ich »24/7« anrufen konnte. Meine Mutter, die nicht lockerließ und mich in die Klinik fuhr. Meine Geschwister, die mich regelmäßig besuchten und meinen Vater, der mir motivierende Worte zusprach. Aber auch Freunde und Bekannte standen mir zur Seite und munterten mich auf. Mein Zustand wurde nie hinterfragt und ich in all meinen Entscheidungen unterstützt. Nie wurde ich zu irgendetwas gedrängt. Stattdessen wurde ich immer ermuntert, mir eine Auszeit zu nehmen. Alle hörten mir zu, vertrauten meinen Aussagen und nahmen meine Diagnose sehr ernst. Im Gegensatz zu Susanne, deren Zustand immer wieder hinterfragt wurde, konnte ich meinen Fokus voll und ganz auf mich und meine Genesung richten. Denn nur ich allein konnte mir letztlich helfen.

In meinem Bekanntenkreis war ich der erste Burnout-Fall. Dementsprechend fiel es nicht nur mir, sondern auch meinen Angehörigen schwer, meinen Zustand zu erkennen und zu verstehen. Deshalb war zu Anfang des Burn-outs die professionelle Hilfe auch so wichtig – um Klarheit zu schaffen und mir zu Antworten zu verhelfen. Denn wir alle standen vor einem

Rätsel: Wie war es möglich, dass ich mich innerhalb weniger Wochen von einer »Macherin« zu einem »Pflegefall« entwickelt hatte? Was war passiert und weshalb?

Mittlerweile kennen wir die Hintergründe, was sich hinter den einzelnen Symptomen verbarg, weshalb ich bestimmte Wesenszüge annahm und dass ich nicht willkürlich »zickig« oder »schlecht drauf« war. Es ging mir einfach nicht gut. Und das schon seit meiner Kindheit.

An dieser Stelle schreibe ich bewusst »wir«, denn meine Familie stand schon immer hinter mir. Damals wie heute. Auch wenn das Thema Depression lange Zeit ein Tabuthema war und wir nicht immer über Gefühle sprachen, von heute an tun wir es. Und darauf bin ich verdammt stolz. Stolz, dass nicht nur ich, sondern wir als Familie dazugelernt haben. Dass wir offener und ehrlicher miteinander umgehen und die Dinge mittlerweile beim Namen nennen.

Deshalb habe ich meine Liebsten gebeten, ihre Erfahrungen aus dieser Zeit niederzuschreiben. Insofern bieten die folgenden Berichte einen Blick von Außenstehenden, die gleichzeitig sehr nahestehende Beteiligte sind und während meiner Erkrankung neue Erkenntnisse über die Diagnose Burn-out und auch über mich und meine Vergangenheit gewinnen konnten. Sie schreiben beispielsweise darüber, wann sie die ersten Burn-out-Symptome wahrnahmen, wie ich mich im Genesungsprozess veränderte, was ihre Herausforderungen darin waren und wie sie selbst schwierige Situationen meisterten.

Den Anfang macht meine Mutter Stephanie von Pfuel, die mir während meiner gesamten Burn-out-Reise zur Seite stand und mich durch meine schwächsten und stärksten Momente begleitete. Es folgt meine Schwester Gigga, die mit mir in dieselbe Klasse ging und mich in- und auswendig kennt. Und schlussendlich mein Freund Alexander, der immer an meiner Seite stand und sich nie beschwerte.

Tausend Dank, dass ihr diese persönlichen, ehrlichen und von Herzen kommenden Zeilen geschrieben habt.

Ich habe euch lieb.

# Meine Mami

*Stephanie von Pfuel*

Als Sophie mir erzählte, dass sie ein Buch über ihren Burn-out und dessen Folgen schreiben wolle, traute ich meinen Ohren nicht. Sophie, die früher eher verschlossen war, die alle in der Familie gerne kritisierte, die Perfektionistin, die auch mich oft wegen öffentlicher Auftritte verurteilt hatte, wollte nun mit ihrer Leidensgeschichte an die Öffentlichkeit gehen?

Zunächst dachte ich, dass sie diese Idee nach einiger Zeit wieder verwerfen würde, wenn sie sich der Konsequenzen bewusst werden würde. Und eine Zeit lang sah es ja auch so aus, als ob das Projekt im Sande verlaufen würde. Erst als das konkrete Angebot des Verlages in Form eines Vertrages auf dem Tisch lag, beschloss ich, dieses Thema mit Sophie intensiv zu besprechen. War sie wirklich bereit, ihre Geschichte nicht nur niederzuschreiben, sondern auch mit einem verbindlichen Vertrag als Buch zu veröffentlichen? War ihr klar, dass sie für unbekannte Leser über ein Thema schrieb, das für viele immer noch ein Tabu ist?

Zu meinem großen Erstaunen zögerte sie keinen Moment. »Mami, ich möchte dieses Buch schreiben und damit anderen Menschen helfen, die in schwierigen Situationen, bei einem Burn-out, einer Depression oder in der Erkenntnis ihrer Hochsensibilität eine Stütze brauchen. Es ist mir einfach wichtig, meine Erfahrungen aus dieser Zeit weiterzugeben und vielleicht auch Betroffene zu ermutigen, Therapien einzugehen, um wieder Glück im Leben zu fühlen.«

Ab diesem Moment war mir klar, dass Sophie die richtige Entscheidung getroffen hatte. Aber was würde sie schreiben, welche Erfahrungen tatsächlich teilen?

Sophie ist die Erstgeborene meiner sechs Kinder. Als sie zwei Jahre alt war, bereits ihre Schwester Benedicta geboren war und ich mit meinem Sohn Karl, auch Charly genannt, schwanger war, zogen wir nach Tüssling. Nach dem Tod meines Vaters hatte ich den land- und forstwirtschaftlichen Betrieb mit einem maroden Schloss geerbt. 1995 erblickte Amelie das Licht der Welt, nach einer Scheidung und Wiederverheiratung kamen 1999 Milana und 2002 Alex zur Welt. Es ging also turbulent zu und sowohl mein Arbeitsleben, die Scheidungen als auch die vielen Geschwister waren für die kleine Sophie überwältigend, herausfordernd und belastend.

Als ich nun die ersten Seiten ihres Buches las, war ich zutiefst erschüttert und machte mir große Vorwürfe. Hatte ich als Mutter total versagt? Hatte ich nicht gemerkt, was in ihr vorging? Sophie war als kleines Mädchen fröhlich und aufgeschlossen, sie liebte Pferde und saß schon mit drei Jahren im Sattel eines Ponys.

Meine Mutter, ihre Großmutter, machte öfters eine Bemerkung, die ich noch immer im Gedächtnis habe: »Sophie erinnert mich an einen Schäferhund, der sich um seine Herde kümmert und sorgt.« Das ist natürlich ein etwas hinkender Vergleich, trifft aber doch einen Charakterzug Sophies, der schon in jungen Jahren angelegt war und den sie in späteren Kapiteln ihres Buches als ein Merkmal ihrer Hochsensibilität beschreibt. Sie fühlte sich verantwortlich und sorgte sich schon immer unbewusst um ihre Familie und wollte helfen, wo sie Schwierigkeiten vermutete.

Ich wunderte mich damals, warum sie nach jeder Geburt eines Geschwisterchens entweder einen Weinanfall bekam oder das Baby nicht sehen wollte. Sie war einfach überwältigt. Auch dies ist mir unvergesslich und ein Hinweis darauf, wie intensiv sie schon damals unbewusst fühlte.

Hätte ich früher erkennen müssen, dass sie oft von ihren Gefühlen übermannt wurde, dass sie sich im Verlauf der Jahre nicht aus Schüchternheit zurückzog, sondern weil die Eindrücke sie überwältigten, dass sie nicht über ihre inneren Gefühle sprach und nicht glücklich war? Natürlich bemerkte ich, dass sie eher in sich gekehrt war, nur wenige Freunde akzeptierte und gerne viel Zeit im Pferdestall verbrachte. Das alles wertete ich aber nicht als Auffälligkeit, sondern als natürliche Entwicklung ihrer Persönlichkeit von der Kinderzeit bis zum Erwachsensein.

Ich bemerkte, dass Sophie, wie sie selber beschreibt, eine oft unbelehrbare Perfektionistin war, die bei sich selbst keine Fehler duldete. Sie fraß immer mehr in sich hinein und kapselte sich oft ab, für die Geschwister und mich manchmal schwierig. Hätten wir gewusst, was wirklich in ihr vorging, hätten wir früher die »Notbremse« ziehen und ihr mehr Raum und Verständnis entgegenbringen können.

Jede Mutter ist in ständiger Sorge um ihre Kinder. Früher genügte ein Pflaster und »heile, heile Segen ...«, dann war der Schmerz meist verflogen. Gebrochene Knochen oder körperliche Verletzungen sind schlimm, meist hilft ein Gips oder eine rettende Operation, bei Krankheit meist ein Medikament. Aber seelische Schmerzen sieht man nicht, sie können sehr gut versteckt werden, auch schon im Kindesalter.

Wie jede Mutter wollte auch ich für meine Kinder nur das Beste und habe aus den Fehlern meiner Eltern gelernt. War meine eigene Erziehung in den 1960er- und 1970er-Jahren noch stark durch Autorität und Strenge geprägt, so wollte ich dies meinen Kindern nicht antun. Ich wollte ihnen viel Liebe und Freiheiten geben. Dafür habe ich natürlich unbewusst andere Fehler begangen. Das perfekte Erziehungskonzept gibt es nicht und kann es auch nicht geben, jedes Kind hat eine eigene Persönlichkeit von Geburt an. So ist es auch bei meinen sechs Kindern. Obwohl sie gemeinsam aufwuchsen, sind sie untereinander völlig verschieden.

Sophie besuchte die Grundschule in unserem beschaulichen Tüssling und wechselte dann auf das Gymnasium in unserer Kreisstadt Altötting. Nach der Bemerkung eines Lehrers, sie sei eine »Grenzbegabung« und sollte die Schule wechseln, verschlechterten sich ihre schulischen Leistungen rapide. Die Pubertät tat ihr Übriges. Sie war unglücklich und wurde, wie man das lapidar nennen würde, zickig. Was in ihrem Inneren tatsächlich vor sich ging und dass dies damals schon ein Hilfeschrei war, den sie nicht anders äußern konnte, ahnte niemand.

Nach einer für sie ebenso unglücklichen Internatszeit (von der ich dachte, sie wäre glücklich gewesen) beendete sie ihre Schulzeit mit dem Abitur und begann ein Studium für Hotelmanagement. Auch wenn dies im Nachhinein nicht die richtige Wahl war, traf sie dort ihren Traummann Alexander. Auf den Bachelor folgte noch ein Master an der Universität Pécs in Ungarn mit Auszeichnung.

So weit, so schlecht, denn sie war unbewusst und aus falschen Überzeugungen, wie sie heute weiß, diesen Weg gegangen. Sophie fühlte sich eingeschlossen in ihrer Gefühlswelt und ausgeschlossen von der Außenwelt. Alkohol und Medikamente halfen ihr oberflächlich, die Situation erträglich zu machen. All das war mir nicht bewusst. Wir hatten zwar regelmäßig Kontakt, aber ich sah sie nicht mehr täglich zu Hause.

Ihr Leben war ziemlich einsam geworden, sie wollte nicht viele Menschen um sich haben, ihr Freund Alex kam sporadisch zu Besuch aus Schweden. Eine Weile wohnte sie auf dem Bauernhof ihres Vaters und versorgte mit einem Mitarbeiter die Pferde. Als dieser sich das Leben nahm, kam für sie der erste einschneidende Schock und sie war zutiefst verzweifelt.

Nachdem sie eine Arbeitsstelle in der Nähe von Tüssling gefunden hatte, zog sie wieder zu Hause ein. Sie ging morgens stoisch zur Arbeit und kam abends bleich und völlig erschöpft, fast apathisch zurück.

Dann folgten zahllose Arztbesuche wegen Hautausschlägen, Bauchschmerzen und vielerlei anderer Symptome. Alle Blutuntersuchungen ergaben keine messbaren Krankheiten, aber Sophie ging es zusehends schlechter. Und dann begannen ihre Herzbeschwerden und die Ängste vor einem Herzinfarkt. Inzwischen war auch mir klar geworden, dass hinter all diesen Symptomen etwas anderes stecken musste: Ihre gefühlten Schmerzen und Beschwerden waren ganz klar psychisch gesteuert und hatte nichts mit tatsächlich empirisch feststellbaren Krankheiten zu tun.

Nach vielen Gesprächen und einigen Fahrten in die Notaufnahmen verschiedener Krankenhäuser versprach sie mir, dass sie bereit wäre, sich nach der nächsten medizinischen Untersuchung stationär in eine psychosomatische Klinik zu begeben. Und so kam es dann auch.

Ich war in größter Sorge um sie und trotzdem erleichtert, sie nun professionell betreut und in besten Händen zu wissen. Noch immer dachte ich, dass der Grund für ihren Zusammenbruch die Erlebnisse aus der unmittelbaren Vergangenheit waren und dass sie, entspannt und glücklich nach den verschiedenen Therapien des Klinikaufenthaltes, mit neuer Energie zurückkäme.

Dass sie das selbst auch erhofft hatte, beschreibt Sophie ja eindrücklich. Dass der Aufenthalt in der Klinik zwar der erste Anstoß auf dem Weg vieler schmerzlicher Erkenntnisse war, sie aber noch viele Kilometer vor sich hatte, war ihr damals sicher auch nicht bewusst. Es tat mir in der Seele weh, wenn die Panikattacken und Ängste sie überfielen und sie noch keine Möglichkeiten gefunden hatte, sie in den Griff zu bekommen. Ich erinnere mich noch genau an mein

Geburtstagsessen, an dem sie sich so unwohl gefühlt hatte und mir den Gefallen tun wollte, dabei zu sein. Sie tat mir so leid!

Sophies Kampf um ihr inneres Glück hatte aber mittlerweile ernsthaft begonnen und Fahrt aufgenommen. Sie wusste, dass sie mit den bereits in der Klinik erfahrenen und erlernten Methoden die Arbeit mit sich und an sich aufnehmen konnte. Wir sprachen viel über ihre Zukunft und Hoffnungen, wieder ein normales Leben ohne Ängste führen zu können, alles wollte sie dafür tun. Sie meditierte, reflektierte, las, weinte, lachte … Und dann kam der Tag, als sie beschloss, zu ihrem Freund nach Schweden zu ziehen, um dort ein neues Leben zu beginnen. Ihr Leben. Sie hat dafür gekämpft und sie hat gewonnen.

Heute lebt sie eine glückliche Beziehung mit Alex, sie hat konkrete Berufsziele und sie hat es geschafft, eine innere Balance ohne bittere Erinnerungen an vergangene Zeiten zu finden.

Sie hat ihre Hochsensibilität entdeckt, an deren wissenschaftlich erforschte Veranlagung ich unbedingt glaube, nachdem ich das Buch von Elaine N. Aaron, »The Highly Sensitive Person« gelesen habe. Elaine Aaron war die erste, die als anerkannte Psychologin 1996 über das angeborene Merkmal der Hochsensibilität mit ihren Vorzügen und Nachteilen schrieb. Nach ihren Recherchen sind etwa zwanzig Prozent der Menschen oft unerkannt hochsensibel und leiden massiv unter ihrem für die Umwelt oft unverständlichen Verhalten, das häufig in einen Zusammenbruch oder Burn-out führt.

Sophie war es ein dringendes Bedürfnis, ihre Geschichte aufzuschreiben, auch das war Teil ihrer Therapiearbeit. Sie fing an, ihre Gedanken aufzuschreiben, ohne je an eine Veröffentlichung zu denken, bis plötzlich die Idee dieses Buches im Raum stand. Sie schickte mir die ersten Seiten, eigentlich nur um meine grundsätzliche Meinung zu erfahren. Hatte sie richtig formuliert, war es verständlich, verletzte sie jemanden unbewusst?

Anfangs war ich, wie schon erwähnt, völlig geschockt über die Beschreibung ihrer Kinder- und Jugendzeit. Ich hatte ein schlechtes Gewissen und fühlte mich schuldig an ihren unglücklichen Kindheitsmomenten. »Mami, du hast dein Bestes gegeben und du konntest ja auch nicht ahnen, wie es in mir aussah, ich habe ja niemals etwas gesagt«, beruhigte mich Sophie.

Und so ergab es sich, dass mir Sophie Seite für Seite, Kapitel für Kapitel ihres Manuskriptes schickte und ich ihr in manchen Fragen zu Inhalt, Formulierung und Rechtschreibung helfen konnte und durfte. Ich bin davon überzeugt, dass Sophies ehrliches und schonungslos offenes Buch vielen Betroffenen helfen wird, sich mutig zu öffnen und Hilfen für ein glücklicheres Leben anzunehmen.

Danke, meine Maus, für dein Vertrauen, ich hab dich sehr, sehr lieb!

# Meine Schwester

## Gigga

Meine große Schwester Sophie und ich sind altersmäßig nur knapp ein Jahr auseinander. Beide sind wir Novemberkinder, beide sture und loyale Skorpione. Als Kleinkind war Sophie proaktiv, interessiert und selbstbewusst. Sie hatte wunderschöne blonde Locken und strahlend blaue Augen. Bereits mit vier Jahren galoppierte sie auf Pferden über die Wiesen, ab fünf Jahren begleitete sie unseren Vater frühmorgens auf die Jagd und mit sechs fuhr sie bereits schneller Ski als unsere Mutter. Im Gegensatz dazu war ich ein eher stilles, nachdenkliches und etwas vorsichtiges Kind. Vieles war mir nicht geheuer, also träumte ich lieber vor mich hin und ließ die anderen machen. Sophie und ich hatten bereits seit meiner Geburt eine sehr innige und liebevolle Beziehung. Ihr Mut und ihre Aufgeschlossenheit inspirierten mich sehr und ihre große geschwisterliche Liebe zu mir war mir fast schleierhaft. Schon früh wurde Sophie zu meinem größten Vorbild und zu meiner Schutzpatronin. Ohne Sophie ging für mich gar nichts. Sie übernahm perfekt die Rolle der Aufpasserin und war mein Fels in der Brandung. Wir waren unzertrennlich. Sie war mutig und sportlich und ich begleitete sie überallhin, wobei ich lieber im Hintergrund blieb. Sophie zeigte mir, wie man freihändig Fahrrad fährt, sie brachte mir bei, lauthals ihr Lieblingslied »Backe, backe,

Kuchen« mit zu grölen und die gefährliche Rutsche auf dem Spielplatz war an ihrer Seite gar nicht mehr so gefährlich. Zwischen uns beiden gab es nur eine Regel: Den kleinen, roten Elektro-Jeep durfte nur Sophie fahren – und das passte uns beiden eigentlich sehr gut. Sie saß damals gerne am Steuer und ich liebend gern auf dem Beifahrersitz. Im Kindergarten wurden wir das erste Mal getrennt. Sophie kam in die Hasengruppe und ich musste zu den Pinguinen. Nach dreißig Minuten ergriff ich meine erste Flucht, hinüber zu meiner geliebten Schwester und weg von all den fremden Kindern, die mir Angst machten. Selbst nach einem Monat lief ich immer noch regelmäßig zu Sophie in die Hasengruppe, bis die Kindergärtnerin unsere Unzertrennlichkeit akzeptierte und ich offiziell in die Hasengruppe aufgenommen wurde. Nach der Kindergartenzeit wurden wir dann auch zusammen eingeschult und in dieselbe Klasse eingeteilt. Bis heute bin ich Sophie sehr dankbar dafür, dass sie mich nie loswerden wollte, ihre oftmals dramatisch heulende Schwester immer zu sich nahm und weiter beschützte. Meine Anhänglichkeit hat sie erstaunlicherweise kaum genervt und sie verlor nie die Geduld mit mir. Sie nahm mich ernst, verstand meine Angst und half mir, Schritt für Schritt meine eigene Stimme zu finden.

Knapp zwei Jahre später kam mein Bruder Karl (Charly) auf die Welt, darauf folgte Amelie. Sophie und ich waren sieben und acht Jahre alt, als sich unsere Eltern scheiden ließen. Beide Eltern heirateten neue Partner und Milana und Alexander wurden geboren. Stiefmütter, Stiefväter und auch Stiefgeschwister kamen in unser Leben – und gingen teils auch wieder.

Für Sophie war ich bereits ein Fulltime-Job und doch gab es bald vier weitere Geschwister, für die sie sich genauso verantwortlich fühlte. Sie wollte uns alle beschützen und unterstützen, uns jeden Kummer nehmen, Kraft schenken und sogar unsere Streitigkeiten für uns austragen. Als hochsensible Person war es für sie einfach unerträglich, auch nur einen von uns traurig zu sehen. Daher kümmerte sie sich regelrecht aufopfernd um all ihre Geschwister.

Zu Beginn unserer Pubertät begann ich bei ihr erste Veränderungen festzustellen. Sophie wurde verbissener, stiller und verschlossener. Sie wirkte überfordert von der Verantwortung, die sie sich selbst auferlegt hatte und ihre Lebensenergie schwand. Auf mich wirkte es so, als ob sie jedes Problem innerhalb der Familie mit einem Kontrollverlust über ihr eigenes Leben gleichsetzte. Hatten wir Kummer wegen schlechter Noten, gab sie uns extra Nachhilfestunden. Gab es Streitigkeiten, stellte sie sich auf die Seite des Schwächeren und wollte immer vermitteln. Stiefväter und -mütter wurden genau gescannt und nur zaghaft genehmigt. Sie hatte nie wirklich gelernt sich abzugrenzen und heute weiß ich, dass es besonders für hochsensible Persönlichkeiten sehr schwer ist, einen eigenen Raum zu schaffen.

Durch Sophies unermüdliche Unterstützung und Liebe fand ich in der Pubertät endlich meine Stimme und gleichzeitig hatte ich das Gefühl, dass Sophie ihre Stimme immer mehr verlor. Plötzlich war ich die Aktive und Selbstbewusste und Sophie wurde still und demotiviert. Ich versuchte, sie auf Partys mitzunehmen, integrierte sie immer mehr in meinen Freundeskreis und auch schulisch hatte sie sich, besonders aufgrund eines missgünstigen Lehrers, immer mehr aufgegeben. Oft konnte sie die Matheaufgaben zu Hause perfekt lösen, doch sobald wir in der Schule saßen, verließ sie wieder der Mut.

In unserer Teenagerzeit tat es mir sehr weh, ihre Entwicklung zu beobachten, denn seit unserer frühsten Kindheit wusste ich, welch großherziger, witziger und liebenswerter Mensch in ihr steckte. Immer öfter hatte ich das Gefühl, dass sie nicht mehr an sich selbst glaubte. Ihre Entwicklung war für mich schwer zu verstehen und ich fragte mich sehr oft, ob sie unglücklich war oder sich einfach zu einem eher introvertierten und ruhigeren Charakter entwickeln würde. Ich hatte Angst, etwas zu übersehen, gleichzeitig wollte ich sie nie direkt für ihre Lebensentscheidungen kritisieren. Auch konnte ich nicht nachvollziehen, dass sie ihr Masterstudium lieber an einer Universität in einem sehr kleinen Ort in Ungarn absolvierte, statt näher bei ihrer Familie sein zu wollen. In den Monaten, die sie auf dem Bauernhof unseres Vaters verbrachte, schien sie mir sehr einsam und verloren zu sein. Im Nachhinein tut es mir sehr leid, dass ich mich nicht mehr mit ihren offensichtlichen Problemen auseinandergesetzt und sie nicht direkt darauf angesprochen habe. Um Hilfe hatte sie mich damals leider nie direkt gebeten.

Nach unserer Schulzeit telefonierten wir fast täglich und doch stellte ich schmerzhaft fest, dass wir uns immer mehr auseinanderlebten. Sie wirkte zynisch und urteilend, wollte keinen Rat annehmen und teilte gerne aus. Das war damals wahrscheinlich ein Schutzmechanismus – Angriff ist die beste Verteidigung.

Erst später wurde mir klar, wie schlecht es ihr ging. Meine Mutter organisierte ein Kunstevent in Tüssling und mein Bruder Charly und ich kamen aus Berlin angereist. Wir beide hatten Freunde mitgebracht und freuten uns auf ein lustiges Wochenende mit »Family and Friends«. Sophie entschied sich, auch dieses Mal lieber zu arbeiten – auch wenn sie eigentlich nicht musste. Ihr damaliger Arbeitgeber sponserte die Veranstaltung mit Getränken und Sophie kümmerte sich intensiv um die gesamte Organisation – sechzehn Sunden am Tag. Sie weigerte sich, mit uns zu feiern und räumte bis spät in die Nacht verbissen hinter uns her.

Wir fühlten uns schlecht, sie fühlte sich schlecht und der »Disconnect« hätte nicht größer sein können.

Am Sonntagmorgen rief mich ihr Freund Alex ins Esszimmer. Sophie saß kreidebleich am Tisch. Sie zitterte, ihr Kiefer war fest aufeinandergepresst, ihre Augen waren geschwollen und müde. Regelmäßig klappte ihr Kopf nach vorne, als würde sie immer wieder in einen Sekundenschlaf verfallen. Ich bekam einen riesigen Schreck und kämpfte mit den Tränen. Doch ich wusste, dass es nun wichtig war, für meine große Schwester stark zu sein – genau so wie sie es auch in meiner Kindheit für mich war. Immer wieder wiederholte Sophie: »Ich kann das nicht mehr! Ich bin so müde! Es ist mir alles zu viel!«

Ihr Pflichtbewusstsein und ihr Drang nach perfekten Leistungen machten sie zwar zu der besten Mitarbeiterin ihrer Firma, einer Cum-laude-Absolventin und einer Mustertochter, doch gleichzeitig hatte sie sich, meiner Meinung nach, »kaputt gearbeitet«. Sie war gefangen in einem Strudel aus nach Anerkennung strebender »Performance« und der Angst zu scheitern. Nachts schlief sie selten. Sophie hatte große Sorge davor, jemanden zu enttäuschen, nicht perfekt zu sein, die Kontrolle zu verlieren, die sie längst verloren hatte. Ich konnte Sophie damals nicht helfen, ihr Gedankenchaos zu entwirren und entschloss mich, ihr wenigstens in diesem Moment die Verantwortung abzunehmen.

Wir verfassten noch an diesem Tag eine SMS an ihren Arbeitgeber und legten somit den Grundstein für ihre Kündigung. Ich freue mich, dass ich ihr damals ein wenig Sicherheit geben konnte. Gleichzeitig entsetzt es mich heute immer noch, dass ich in diesem Moment, so blass und traurig sie war, wenig Verständnis und auch Mitgefühl für ihre Gesamtsituation hatte. Für mich war dieser Morgen nur eine Momentaufnahme, ein relativ schnell lösbares Problem. Ich dachte, ein neuer Job und etwas Schlaf würden ihr schnell wieder auf die Beine helfen.

Doch die Situation im Esszimmer war für Sophie nur eine von vielen noch folgenden Panikattacken. Der erste Tag einer sehr schweren, schmerzhaften und langen Reise zu ihrem inneren Glück.

Seit mein Bruder Charly vor zwei Jahren verstarb, kenne ich leider auch beide Seiten der Medaille.

Nämlich die Seite des Helfers, in der Psychologie auch der »Retter« genannt, und die Seite des »Verlorenen«, psychologisch auch als »Opfer« bezeichnet, obwohl ich diesen Ausdruck nicht ganz passend finde. »Verlorene« brauchen oftmals sehr lange für die Erkenntnis, dass sie Hilfe benötigen. Noch schwerer ist es allerdings, darum zu bitten.

Für meine ältere Schwester Sophie, meine Schutzpatronin und mein Vorbild, war es wohl ganz besonders schwer, diesen Schritt in unserer Beziehung zu gehen. Ich bin ihr heute sehr dankbar für ihren Mut, denn die »Wahrheit« hat uns wieder sehr viel näher zusammengebracht.

Damals freute ich mich, dass sie sich mir endlich anvertraute. Gleichzeitig hatte ich Angst, ihr nicht »richtig« helfen zu können. Dränge ich mich auf oder halte ich zu viel Abstand? Sind meine Worte wirklich hilfreich oder mache ich alles nur schlimmer? Wann sind Mitleid und Mitgefühl ratsam, wann soll ich Stärke und Zuversicht zeigen? Aus meiner Erfahrung weiß ich nun, dass es kein Richtig oder Falsch gibt. Ein Burn-out ist sehr komplex und jeder geht mit solch einer Situation anders um. Doch eines kann ich den Angehörigen und Freunden des Leidenden raten: Wartet nicht auf ein »Komm her«, sondern geht hin. Lieber einmal zu viel anrufen, schreiben oder besuchen, als aus Angst vor Zurückweisung einmal zu wenig für denjenigen da zu sein, denn Einsamkeit ist ein sehr schmerzhaftes Gefühl.

Sophie und ich telefonierten regelmäßig, sahen uns aber leider nur sehr wenig, da ich in Berlin arbeitete und sie in Schweden lebte. Ganz besonders in Erinnerung bleiben mir die Anrufe, in denen sie mir panisch mitteilte, dass sie gerade akute Herzprobleme hätte und bald daran sterben würde. Laut meiner Schwester hatten die Ärzte ihre tödliche Krankheit nicht erkannt, weil sie inkompetent waren und nicht genau hinsehen würden. Letztendlich war es Sophie, die genau hinsehen musste, um zu erkennen, was wirklich los war.

Für mich als Schwester waren solche Anrufe sehr schwierig. Rational betrachtet war es für mich klar, dass jeder »Herzinfarkt« tatsächlich eine Panikattacke war. Dennoch hatte ich Angst davor, dass Sophie doch recht haben könnte und medizinische Hilfe benötigte.

Mir halfen damals Fakten und Informationen. Ich lernte viel über Herzinfarkte, kannte die Symptome und auch die Verläufe. Gar nicht so einfach, denn Sophie hatte sich eine Krankheit ausgewählt, die oft atypische Symptome haben kann und oft schwer zu erkennen ist. Mein Ziel war es, für sie stark zu sein und ihr in den Momenten der Angst mit sachlicher Argumentation aufzuzeigen, dass es sich um eine Panikattacke handle und ihr Leben somit nicht direkt in Gefahr sei. Manches Mal fielen ihr keine passenden Argumente mehr ein, dann beendete sie abrupt das Telefonat, nur um mich zehn Minuten später zurückzurufen. In dieser Zeit googelte sie weitere Symptome und fand oftmals seltene Ausnahmen aus vergangenen Jahrhunderten, die ihren Herzinfarkt doch beweisen sollten. Ich denke, eines unserer größten gemeinsamen Erfolgserlebnisse war, als sie während solch eines Rückrufs selber die Absurdität erkannte und wir beide minutenlang lachen mussten. Just in diesem Moment verschwand ihre Panik und auch ihr linker Arm hörte auf zu schmerzen.

Als Schwester, generell als »ungeschulte« Außenstehende, konnte ich nur bis zu einem bestimmten Grad für Sophie da sein, sie unterstützen. Den größten Teil der Reise musste sie selbst gehen und ich war sehr froh, als sie sich dazu entschied, die professionelle Hilfe einer psychosomatischen Klinik in Anspruch zu nehmen. Über die Jahre gab es viele, viele weitere Stolpersteine, Veränderungen, Höhen und Tiefen, doch der Grundstein war gelegt und keiner konnte sie mehr von ihrem Weg zum Glück abbringen. Einige Male fragte mich Sophie, warum ich so viel mit ihr durchmachen würde, und ich antwortete ihr: »Erst warst du für mich da, dann ich für dich und irgendwann brauche ich vielleicht auch wieder deine Unterstützung.« Damals wusste ich noch nicht, wie schnell sich so ein Blatt wenden kann. Noch immer arbeite ich an dem Verlust unseres Bruders und Sophie hilft mir, wo sie kann.

Sophie – du warst immer mein Vorbild und bist es immer geblieben! Ich bin unendlich stolz auf dich, deinen Mut, deine Ehrlichkeit und deine Stärke.

Ich liebe dich zum Mond und zurück. Wir werden immer füreinander da sein.

»Je höher der Berg, desto tiefer das Tal.«
Johann Nepomuk Vogl

Deine Gigga

# Mein Freund

*Alexander*

Ich kann mich noch gut an den Tag erinnern, an dem ich Sophie vom Stockholmer Flughafen abholte und ein kreidebleiches Mädchen mit tieftraurigem Blick auf mich zugelaufen kam. Ich merkte sofort, dass etwas nicht mit ihr stimmte. Als wir uns in die Arme fielen, fing sie fürchterlich an zu weinen. Ich streichelte ihr über den Kopf und versuchte sie zu besänftigen. Was um Himmels willen war geschehen? Einige Minuten später wusste ich es. Sophie hatte während des gesamten Fluges kaum Luft bekommen und wollte sofort in ein Krankenhaus. Ich zögerte keine Sekunde und fuhr sie in die nächstgelegene Notaufnahme. Sophie ist kein zimperlicher Mensch, der sich schnell beschwert. Ganz im Gegenteil. Sie hatte schon einige Reit- und Skiunfälle. Und jedes Mal musste ich sie überreden, einen Arzt aufzusuchen. »Mir geht es bestens« war ihre Standardantwort. Doch das hier schien etwas Ernstes zu sein, denn wenn Sophie schon freiwillig sagte, dass sie in die Notaufnahme müsse, waren Sorge und Eile geboten.

Es war Freitagabend und die Notaufnahme war gut besucht. Nach der Anmeldung an der Rezeption mussten wir im Wartebereich Platz nehmen. Es dauerte Stunden, bis wir endlich an der Reihe waren. Sofort erzählte Sophie von ihren Symptomen. Vor allem

Brustschmerzen und Atemprobleme plagten sie. Nach einer kurzen Untersuchung fragte die Ärztin: »Hatten Sie in der letzten Zeit viel Stress?« Die Antwort war »Nein, nicht dass ich wüsste«. Heute weiß ich, dass das natürlich nicht stimmte. Damals aber passte Sophies Antwort noch in mein Bild von ihr, schließlich verlor sie niemals die Kontrolle über sich und wurde mit Stress spielend fertig. Selbst nachdem sich der Pferdepfleger, dem sie sehr nahestand, das Leben genommen hatte, versicherte sie mir, dass alles okay sei. Ich wollte sie damals sofort besuchen, um sie zu trösten. Sophie hatte aber keine Zeit. Sie fand immer weniger Zeit für unsere gemeinsamen Telefonate und Treffen, denn sie »musste sich auf die Arbeit konzentrieren«. Schon da hätte ich hellhörig werden sollen.

Sophie wurde im Krankenhaus von oben bis unten durchgecheckt, aber es konnten keine gesundheitlichen Auffälligkeiten festgestellt werden. So wurde sie um drei Uhr früh entlassen und wir fuhren in unsere Wohnung. Sie war sich sicher, dass etwas übersehen worden war. Dass das schwedische Gesundheitssystem versagt hatte und sie todkrank war. Obwohl wir in einem renommierten schwedischen Krankenhaus gewesen waren, zweifelte ich keine Sekunde an ihrem Zustand, denn ich sah deutlich, dass es ihr nicht gut ging.

Am folgenden Morgen kam Sophie kaum noch aus dem Bett, was für sie eher untypisch ist. Um ihren Kreislauf in Schwung zu bringen, wollte ich sie zu einem Spaziergang überreden. Wir kamen aber nicht weit, bereits im Wohnungseingang wurde ihr unheimlich schwindelig und sie musste sich aus Angst vor einer Ohnmacht auf den Boden legen. Ihr Gesicht hatte an Farbe verloren und ihre Lippen waren weiß. Ich muss zugeben, dass mich dieser Anblick ziemlich schockierte, dennoch versuchte ich, die Kontrolle zu bewahren und ruhig zu bleiben. Ich holte einen Hocker, platzierte Sophies Füße darauf und animierte sie zu ein paar tiefen Atemzügen. Sie schrie: »Ich sterbe, ruf bitte sofort einen Notarzt.«

Es gelang mir nicht, sie zu beruhigen, so sehr ich es auch versuchte. Ich hatte keine andere Wahl als einen Arzt über Notruf zu holen. Keine zehn Minuten später wurde Sophie mit Blaulicht in ein nahe gelegenes Krankenhaus transportiert. Ich war besorgt, gleichzeitig aber auch erleichtert, denn ich wusste einfach nicht mehr weiter. Was war bloß los mit meiner geliebten Freundin? Noch nie hatte ich sie so erlebt, schwach, gebrechlich und voller Angst.

Für mich war das die erste je miterlebte Panikattacke, auf die allerdings noch viele weitere folgen sollten. Natürlich hatte ich schon einmal von einer Angstattacke gehört, hatte aber keine Ahnung, was sich genau dahinter verbirgt. Ebenso ging es mir mit dem Begriff »Burn-out« und den mit ihm auftretenden Stresssymptomen. Heute weiß ich das natürlich.

Einige Stunden später verließen wir das Krankenhaus. Auch dieses Mal wurde nichts gefunden, weshalb Sophie beschloss, nach Deutschland zurückzukehren, um sich dort erneut bei ihr vertrauten Ärzten durchchecken zu lassen.

Bis heute bereue ich, dass ich sie damals »nur« nach Südschweden fuhr und in einen Bus setzte. Ich war ratlos und wusste nicht, wie ich ihr helfen sollte. Außerdem musste ich arbeiten und konnte mir leider nicht spontan freinehmen. Sophie versicherte mir, dass sie die Reise allein schaffen würde und ich nicht mitzukommen bräuchte. Wir telefonierten während der gesamten Busfahrt, bis sie in Berlin in der Wohnung ihrer Schwester angekommen war. Heute weiß ich, dass sich Sophie erhofft hatte, dass ich sie mit dem Auto fahren würde. Das war fast typisch für sie: Ihre Wünsche behielt sie für sich, weil sie niemandem zur Last fallen wollte. Auch als der Pferdepfleger sich das Leben genommen hatte, gab sie mir gegenüber nicht zu, dass es ihr schlecht ging und sie mich gerne bei sich gehabt hätte. In Schweden sagt man dazu auch »tvärtomspråk«. Übersetzt bedeutet das in etwa »Die-falsch-herum-Sprache«. Das, was man ausspricht, ist das komplette Gegenteil von dem, was man denkt.

Auch wenn ich nach sieben Jahren Beziehung glaubte, Sophie gut zu kennen, wusste ich überhaupt nicht, was in ihr vorging. Heute kommuniziert Sophie offen und ehrlich mit mir und so kann ich ihr auch helfen. Vor ihrem Burn-out wollte sie sich aber einfach nicht helfen lassen. Hatte sie sich einmal ihre Meinung über ein Thema gebildet, konnte man sie nur schwer umstimmen. Flexibilität war überhaupt nicht ihr Ding und sie liebte Pläne. Ich war daran gewöhnt, so hatte ich Sophie schließlich kennengelernt, auch wenn sie am Anfang unserer Beziehung noch etwas »lockerer« war als kurz vor ihrem Burn-out.

Für einige Jahre führten wir eine Fernbeziehung mit täglichen Telefonaten, aber ohne gemeinsamen Alltag und Zusammenleben. Vielleicht war mir deshalb ihre Wesensveränderung nicht aufgefallen? So konnte sie manche schlechte Angewohnheit vor mir verstecken. Als sie mir erzählte, dass sie sogar noch nach Bezug einer gemeinsamen Wohnung regelmäßig Alkohol getrunken hatte, war ich wie vor den Kopf gestoßen. Wie konnte ich das nicht mitbekommen haben? Mir war zwar aufgefallen, dass Sophie immer mal wieder ein Glas zu viel trank, aber regelmäßig und vor allem heimlich?

Es war Sophies Mutter, die mir am Telefon erzählte, dass Sophie in die Klinik müsste. Auch wenn ich zu diesem Zeitpunkt nichts über psychosomatische Einrichtungen wusste, war ich erleichtert, gleichzeitig aber auch besorgt. Weshalb hatte mich Sophie nicht selbst angerufen? Wollte sie die Beziehung beenden und ging mir deshalb aus dem Weg? Meine Befürchtung verschlimmerte sich, als mir Sophies Mutter von ihr ausrichtete, dass sich unser nächstes Treffen auf unbestimmte Zeit verschieben würde, da sie nicht wisse, wie es weitergehe.

Diese Phase war für mich emotional sehr schwierig. Ich merkte, dass es Sophie nicht gut ging, wusste aber nicht, wie ich ihr helfen konnte. Die geografische Distanz und mein Job erschwerten die Situation, ebenso, dass ich Sophie nicht erreichen konnte. Zwar schrieb sie mir eine SMS, in der sie mir erklärte, dass sie keine Kraft zum Sprechen hätte, trotzdem machte ich mir Sorgen. Und zwar täglich. Um Sophie und die

Beziehung. Denn ich liebte sie sehr. Ich versuchte, ruhig zu bleiben, ihr Zeit und Raum zu geben und keine voreiligen Entschlüsse zu fassen. Glücklicherweise traf ich mich oft mit guten Freunden, die mich von meinen Gedanken ablenkten und fest an meiner Seite standen.

Die einzig richtige Entscheidung war, in dieser Situation geduldig zu bleiben, so schmerzvoll das für mich war. Denn nur sie selbst konnte sich jetzt helfen, das hatte ich schon sehr früh erkannt. Tag und Nacht war ich für sie erreichbar, motivierte sie, wenn sie mich anrief und verzweifelt aufgeben wollte. Sophie sah Probleme, ich Lösungen. Sophie war aufgebracht, ich ruhig. Sophie hatte Angst, ich war zuversichtlich. Trotzdem wir auch heute noch sehr verschieden sind, ergänzen wir uns perfekt. Sophie zieht Kraft aus dem Alleinsein, ich aus Freunden. Sophie ist eher zurückgezogen, ich liebe es, mich mit Menschen zu umgeben. Sophie ist analytisch, ich eher gelassen. Sophie hält mich zurück, ich pushe sie. Wir lernen miteinander und voneinander.

Als ich Sophie von der Klinik abholte, ging es ihr schon besser, auch wenn sie immer noch ziemlich kraftlos war. Sie wollte nur sehr langsam spazieren gehen, um sich zu schonen, denn sie machte sich große Sorgen um ihr Herz. Auch sprach sie über geschwollene Füße und dass sie ungewöhnlich blass sei. Ich konnte es zwar nicht nachempfinden, hinterfragte aber nie. Selbst wenn sie der Meinung war, dass sie ernsthaft krank sei und bald sterben würde, während einer Panikattacke zum Beispiel, sagte ich nichts.

Auch wenn ich mittlerweile verstand, dass viele ihrer Symptome psychisch bedingt waren, blieb ich ruhig. Denn ich glaubte ihr. Ich sah die Angst in ihren Augen. Echte Angst, keine Schauspielerei. Daher nahm ich die Symptome sehr ernst und war dankbar für jede professionelle Hilfe.

Als Außenstehender, aber trotzdem mitfühlender Betroffener kann ich nur empfehlen, keine voreiligen Entscheidungen zu treffen und nicht zu schnell aufzugeben. Ich war fest an ihrer Seite und konnte im Notfall aktiv eingreifen und ihr somit die Sicherheit geben, nicht alleine zu sein. Gleichzeitig war es wichtig, auf mich selbst aufzupassen und meine eigenen Bedürfnisse nicht zu vernachlässigen. Nur wenn man selbst gesund und stabil ist, kann man für den anderen eine Stütze sein. Die offene und ehrliche Kommunikation ist in solch einer Phase ganz wichtig. Dabei kann ein Buch über Depressionen sehr hilfreich sein. Oder man selbst holt sich professionelle Hilfe oder begibt sich in Therapie.

Als Sophie zu mir nach Schweden zog, bekam ich ihre täglichen Probleme hautnah mit. Schlaflose Nächte, Panikattacken, die Angst vor dem Alleinsein und etliche Zusammenbrüche. Gleichzeitig sah ich aber auch Fortschritte, denn Sophie arbeitete täglich an sich und gab sich große Mühe, den Heilungsprozess zu einem Erfolg zu verhelfen. Sie begann zu meditieren, machte regelmäßig Yoga und verschlang ein Buch nach dem anderen. Sie wurde spiritueller und bildete sich in einer ihr bis dato unbekannten Richtung weiter. Auch wenn ich von Spiritualität sehr wenig Ahnung habe, freue ich mich jedes Mal, wenn sie darüber spricht und ihre Augen dabei glänzen. Endlich hat Sophie etwas gefunden, das sie glücklich macht und erfüllt, ihr weiterhilft und einen gewissen Halt gibt.

Heute sieht Sophie vieles anders als zu Beginn unserer Beziehung. Sie nimmt sich mehr Zeit zu reflektieren und wirkt nicht mehr so gestresst. Sie ist ausgeglichener und ruhiger, selbstsicherer und emotionaler.

Es macht mich glücklich, dass Sophie beschlossen hat, bei mir in Schweden zu bleiben, dass sie nicht wieder zurück nach Deutschland gezogen ist und sich nicht von mir getrennt hat. Dass sie nicht aufgegeben hat und weiterhin an sich arbeitet. Ich bin überaus dankbar, diesen tollen, warmen, hilfsbereiten und herzlichen Menschen bald heiraten zu dürfen. Denn Sophie hat vor kurzem »Ja« gesagt. Sie möchte den Rest ihres Lebens mit mir verbringen. Und wir beide wissen, dass unsere Liebe ein Leben lang halten wird, denn wir sind echte »Soulmates« oder Seelenverwandte, wie sie immer so schön sagt. Nichts kann uns aus der Ruhe bringen, auch nicht dieser Burnout.

Sophie, ich liebe dich über alles und bin unheimlich stolz auf dich.

Dein Alexander

# Wenn diese Menschen nicht gewesen wären ...

## *Danksagung*

Ich möchte mich an dieser Stelle bei den Menschen bedanken, die mir während der Entstehung dieses Buches zur Seite standen.

**Liebe Mami,**
ich danke dir, dass du an mich geglaubt und meine Absichten nie hinterfragt hast und mir während des gesamten Schreibprozesses zur Seite standest. Danke, dass du mich eingebremst hast, wenn »die Pferde wieder einmal mit mir durchgingen« und mich in die richtigen Bahnen gelenkt hast. Mit dir an meiner Seite fühlte ich mich sicher genug, mein Burn-out-Tagebuch in ein »echtes« Buch zu verwandeln. Auch wenn es meine Geschichte ist, so ist es unser gemeinsames Projekt.

**Lieber Alexander,**
ich danke dir, dass du so geduldig mit mir warst. Vor allem in Zeiten, in denen ich nicht richtig abschalten konnte oder mich meine eigenen Zeilen überwältigten. Dein großes Lächeln und deine aufmunternden Worte haben jegliche Sorgen und Zweifel sofort verschwinden lassen und mich immer zum Weiterschreiben ermutigt.

**Lieber Papi,**
ich danke dir, dass du es mir ermöglicht hast, dieses Buch Wirklichkeit werden zu lassen. Danke für dein Vertrauen und dass du meine positiven Absichten erkannt hast.

**Liebe Gigga, Amelie, Milana und lieber Alex,**
ich danke euch für eure aufmunternden Worte, als das Projekt im Sande zu verlaufen schien und eure motivierenden Worte, als ich das Buch dann doch noch schreiben durfte. Euch an meiner Seite zu wissen erfüllt mich mit Dankbarkeit und ganz viel Liebe.

**Lieber Hendrik,**
ich danke dir, dass du mir mit der Verwirklichung dieses Buches auf die Sprünge halfst, da du die Wichtigkeit dieses Themas erkannt hattest. Dein letzter Satz wird mir ewig in Erinnerung bleiben: »Auch wenn dein Buch nur ein Menschenleben verändert, hat es seinen Zweck erfüllt.« Lieber Hendrik, diesen Zweck hat es jetzt schon erfüllt, denn es hat mein Leben verändert. Ich hätte mir gewünscht, dir dieses Buch zeigen zu können, das ist uns aber nicht vergönnt, weil du einen anderen Weg wähltest.

**Liebe Laura, Heidi, Valerie und Lina,**
ich danke euch für eure Ratschläge und Ansichten. Danke, dass ich euch spontan Auszüge des Manuskripts zuschicken durfte, um nach eurer Meinung zu fragen. Mit so tollen Freundinnen an meiner Seite schrieb es sich sehr viel leichter.

**Lieber Jens,**
danke, dass du an mich und mein Buch geglaubt und nicht lockergelassen hast, auch nicht, als ich eigentlich schon aufgeben wollte.

**Lieber Jan,**
ich danke Ihnen für die sehr schöne und gelungene Zusammenarbeit und Ihre Offenheit mir gegenüber. Ich werde unseren wöchentlichen Austausch über das Buch und das Leben vermissen.

**Liebes Langen Müller-Team,**
ich danke Ihnen für Ihr Vertrauen, zumal dies mein erstes Buch ist und ich keine ausgebildete Schriftstellerin bin. Danke, dass Sie mir die Angst vor dem Schreiben genommen haben und mich während des Schreibprozesses in jeglichen Belangen unterstützten.

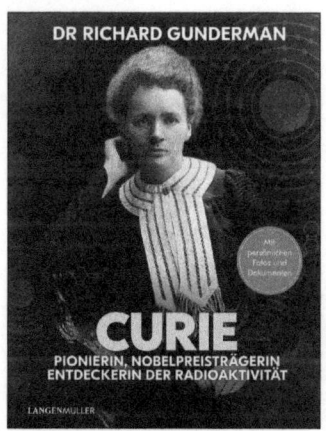

# Wegbereiterin der Emanzipation

Marie Curie war nicht nur die erste Frau, der jemals ein Nobelpreis verliehen wurde, sie bekam ihn sogar zweimal verliehen, für zwei unterschiedliche Disziplinen — Chemie und Physik. Die spannende Nahaufnahme einer Ausnahmewissenschaftlerin, deren Arbeit die moderne Wissenschaft revolutionierte und die Grundlagen für die Entwicklung der Strahlenmedizin gelegt hat. Bis heute ist sie Beispiel und Inspiration für WissenschaftlerInnen überall auf der Welt.

Richard Gunderman
**CURIE**
160 Seiten, mit 180 Abb. und Fotos · ISBN 978-3-7844-3563-3

# LANGENMÜLLER

www.langenmueller.de

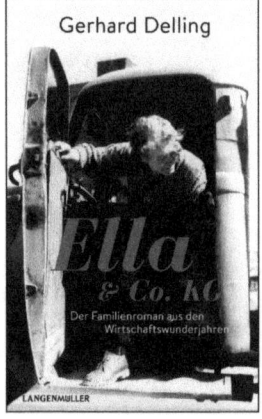
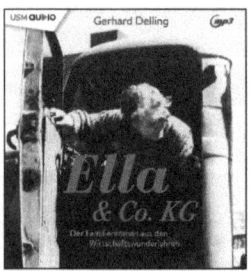

ISBN 978-3-8032-9250-6

## Eine Powerfrau im Wirtschaftswunder

Nach dem Tod Ihrer Eltern Ende des Zweiten Weltkriegs ist Ella von heute auf morgen auf sich gestellt. Entschlossen packt sie eine Gelegenheit beim Schopf und macht ein heruntergekommenes Café zum beliebten Treffpunkt. Als ihr erfolgreiches Start-up ein jähes Ende findet, steigt sie in den Schrotthandel ein und schafft es, daraus ein florierendes Familienunternehmen zu machen.
Inspiriert von der eigenen Familiengeschichte ist Gerhard Delling eine charmante Erzählung über eine handfeste Familienpatriarchin geglückt.

Gerhard Delling
**ELLA & CO.KG**
416 Seiten · ISBN 978-3-7844-3581-7
Auch als E-Book und Hörbuch erhältlich

## LANGENMÜLLER

www.langenmueller.de

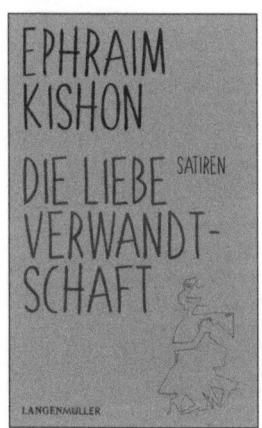

## Zum Schmunzeln und Entspannen

Unangemeldete Besuche des Erbonkels, Tanten, die alles besser wissen, Festtage mit der Großfamilie, Urlaub mit Kind und Kegel ... Ephraim Kishon, gesegnet mit der besten Ehefrau von allen und einer großen Familie, wusste, wovon er schrieb: Der Verwandtschaft kann man meistens nicht entkommen. Doch der Weltmeister des Humors findet in jeder noch so absurden Situation den Moment, in dem ein befreiendes Lachen alles wieder ins Lot bringt. Eine wunderbare Sammlung von Satiren, mit der man feststellen wird, dass es ganz ohne die liebe Verwandtschaft auch nicht geht.

Ephraim Kishon
**DIE LIEBE VERWANDTSCHAFT**
160 Seiten · ISBN 978-3-7844-3542-8

## LANGENMÜLLER

www.langenmueller.de